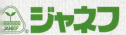

いつもの食事で しっかり栄養！

- 甘くないから使いやすい
- 少量でも高エネルギー
- 簡単なオペレーション

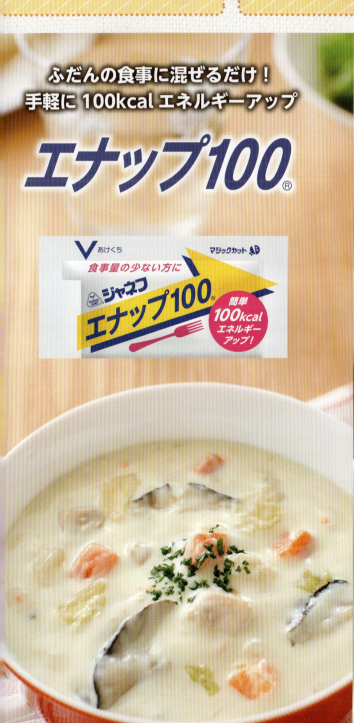

ふだんの食事に混ぜるだけ！
手軽に100kcalエネルギーアップ

エナップ100®

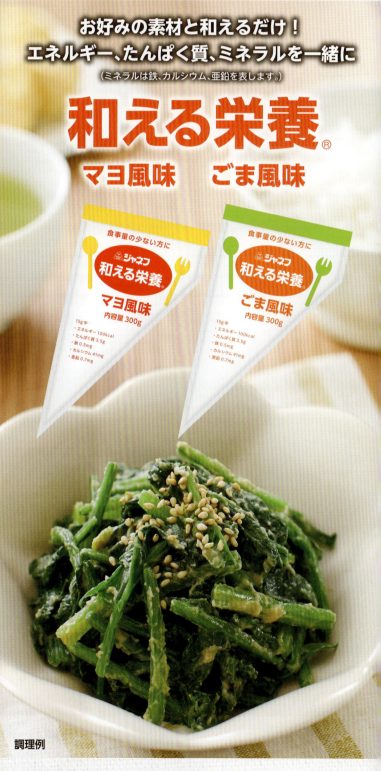

お好みの素材と和えるだけ！
エネルギー、たんぱく質、ミネラルを一緒に
（ミネラルは鉄、カルシウム、亜鉛を表します。）

和える栄養®
マヨ風味　ごま風味

キユーピー株式会社　お客様相談室　0120-14-1122

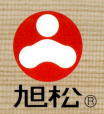

これからを大豆から。

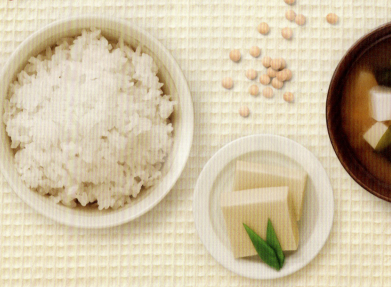

私たちはこれからも大豆に含まれる豊富な栄養素を、独自の発想でいろんなおいしさに変えていきます。明日のために大豆にできることを旭松食品から。

新あさひ豆腐 10個入 / 小さな新あさひ豆腐 旨味だし付 / 生みそずい 無添加合わせ 3食 / カップ生みそずい とん汁 / カットグルメ こうや豆腐と海老の玉子とじ（きざみ食）

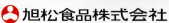

旭松食品株式会社
Asahimatsu Foods Co., Ltd.

〒532-0027 大阪市淀川区田川3-7-3
http://www.asahimatsu.co.jp/

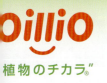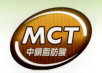

まぜるだけで簡単にエネルギーアップ
「食べたい」「食べてほしい」をサポートします！

日清MCT オイル&パウダー

MCTは、一般的な植物油と比べて、以下のような特長を持っています。

消化・吸収がよい
エネルギーになりやすい

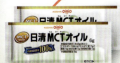

新発売
日清MCTオイルポーションタイプ
6g×30
ご要望にお応えして便利な使い切りタイプも加わりました

新発売
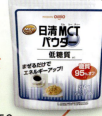
日清MCTパウダー低糖質
250g
溶けやすくダマになりにくいので作業性がアップ!!

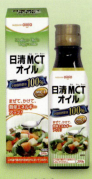 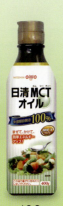 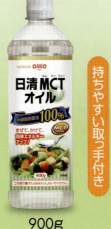 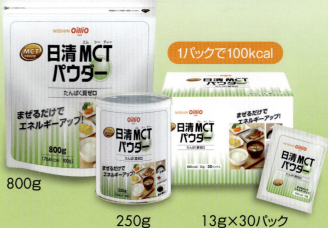

持ちやすい取っ手付き

1パックで100kcal

200g　400g　900g　800g　250g　13g×30パック

日清MCTオイルの特長
1. すっきり、クリアな食用油です
2. 母乳にも含まれる天然成分
3. 日清MCTオイルはMCT100%
4. 味を変えずにエネルギーアップできます

日清MCTパウダーの特長
1. まぜるだけでエネルギーアップ
2. たんぱく質ゼロ
3. 油脂成分はMCT100%です
4. 液体に加えても分離しません

お問い合わせ先

日清オイリオグループ株式会社

〒104-8285 東京都中央区新川一丁目23番1号
TEL.03-3206-5636　FAX.03-3206-5687
●ホームページアドレス　http://www.nisshin-oillio.com

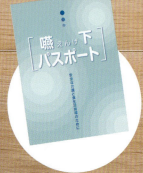

未来を拓く栄養経営士のためのスキルアップマガジン

栄養経営エキスパート［別冊］
NUTRITION MANAGEMENT EXPERT

摂食嚥下リハビリテーションと栄養ケア

［監修］『ヘルスケア・レストラン』栄養企画委員会

本書の第1・2部は『栄養経営エキスパート』の創刊号（2016年）及び第3号（2016年）の特集を集成したものとなります。
第3部は『栄養経営エキスパート』の第15号（2018年）の特集を集成したものとなります。

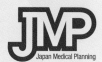

栄養経営エキスパート [別冊]
摂食嚥下リハビリテーションと栄養ケア

目次

第1部　摂食嚥下障害の病態と嚥下機能評価 ……… 13

Chapter 1
摂食嚥下障害とリハビリテーション ……… 14
■摂食嚥下障害の病態―リハビリテーション治療、代償、環境改善―
　はじめに…14／嚥下障害の原因…14／嚥下障害と老化…14／口から食べる意味…15
　嚥下障害の専門職…16／嚥下障害治療とリハビリテーション―嚥下調整食の役割…16
　嚥下調整食（嚥下食）学会分類2013…16

Chapter 2
嚥下機能評価とリハビリテーション ……… 18
■摂食嚥下障害の病態と治療
　はじめに…18／嚥下とは…18／加齢と摂食嚥下障害を生じる疾患…19
　嚥下障害を引き起こす疾患…19／機器を用いた評価…20／嚥下障害に対するリハビリテーション…21
　管理栄養士への期待は大きい…22

Chapter 3
口腔機能評価と対応 ……… 23
■摂食嚥下障害と口腔機能障害の評価とリハビリテーション
　はじめに…23／口腔機能とは…23／食品による差…24／口腔機能障害と嚥下障害…25
　口腔機能障害と低栄養…26／対応…26／おわりに…27

Chapter 4
機能回復訓練の実際 ……… 28
■摂食嚥下機能の評価とリハビリテーション
　摂食嚥下障害の対応が必要な場面…28／摂食嚥下リハビリテーションは誰が行なうのか？…28
　摂食嚥下機能の評価…28／摂食嚥下リハビリテーション…30／おわりに…33

目次

Chapter 5
咀嚼運動の評価と実践〜Interview〜 …………………………………………………… 34
■生活者としての食べる力の評価とサポート
　在宅における摂食嚥下障害の状況…34／日常生活の中での咀嚼運動の評価…34
　咀嚼開始食品を使った評価法と症例…35

Chapter 6
摂食時の姿勢の評価 …………………………………………………………………………… 38
■安全においしく食べるための姿勢をみるポイントと対応方法
　はじめに…38／セラピストが食事の姿勢を評価する時の視点…38
　摂食嚥下のプロセスに応じた座位姿勢の特徴（評価のポイント）…39／脳卒中患者の姿勢について…40
　安定した姿勢保持のための基本的対応…41／脳卒中片麻痺患者における姿勢修正の実践…42
　おわりに…43

Chapter 7
管理栄養士が知るべき呼吸理学療法とは？ ……………………………………………… 45
■誤嚥しても肺炎を起こさせないリスクマネジメント
　誤嚥性肺炎は、誤嚥の程度×喀出力×全身体力…45／呼吸理学療法・呼吸リハのいろいろ…45
　呼吸の基本を知ることがリハの基本…46／誤嚥物を喀出するための呼吸機能（喀出機能）獲得…48
　慢性的な少量の誤嚥があっても肺炎の発症を予防するための呼吸リハ…48
　咳で疲れすぎないテクニック…49／胸郭可動域の改善…49
　安全に嚥下するための落ち着いた呼吸機能の獲得…49
　安全に嚥下し、誤嚥したら喀出でき、慢性的な肺内の痰も出せる呼吸力…50

Interview
誤嚥性肺炎予防に求められる3つのケア ………………………………………………… 51
■口から食べるということ、管理栄養士に足りないこと、今、私たちがやらなければならないこと
　──江頭文江（地域栄養ケアPEACH厚木 代表）

第2部　嚥下調整食の物性と評価 ……57

Chapter 1
評価と物性調整 ……58
■嚥下調整食の作成にあたり注意すべき点
はじめに…58／嚥下造影検査食について…58／味について…58／嚥下調整食について…59
嚥下調整食学会分類2013について…59

Chapter 2
コード別実践事例　―コード0― ……60
■嚥下訓練食としてのコード0の考え方
嚥下訓練食について…60／嚥下訓練食0j…61／嚥下訓練食0t…62

Chapter 3
物性別実践事例　―コード1j― ……64
■コード1jにおける評価と物性
緒言…64／コード1jの準備…65／コード1j提供時の評価…66
コード1jの提供例―当院の使用例をもとに―…66

Chapter 4
物性別実践事例　―コード2（2-1、2-2）― ……68
■コード2に対する考え方と調理方法
コード2とは…68／コード2-1、2-2の違い…68／コード2の調理に必要なとろみ調整食品…69
コード別の調理方法と留意点…69

Chapter 5
物性別実践事例　―コード3、4― ……71
■物性調整の基準を食事に落とし込むためのポイント
コード3およびコード4の位置づけ…71／コード3およびコード4の概要…71／物性調整のポイント…72
コード3およびコード4の対象者と嚥下機能評価…73／地域と在宅へつなぐために…74

Chapter 6
物性別実践事例　―とろみ― ……75
■とろみの物性の考え方と調整法について
はじめに…75／学会分類2013（とろみ）…75／とろみの客観的な評価方法…76
とろみ調整食品の使用に際して…77

目次

第3部 とろみとペーストの物性調整 …… 79

Chapter 1
食べる楽しみを鑑みたとろみの考え方 …… 80
■嚥下機能ととろみ・ペーストの適応
はじめに…80／摂食嚥下の過程と障害の原因…80／とろみやペーストが適応となる各期の障害…81
とろみの程度…83／おわりに…84

Chapter 2
2-1と2-2の適応について …… 85
■学会分類2013における地域連携と2-2（不均質なもの）の位置づけ
咀嚼ができない高齢者の食事…85／高齢者の食を支える地域連携…85
松江地区嚥下食ピラミッド…86／日本摂食・嚥下リハビリテーション学会嚥下調整食分類2013…86
松江地区嚥下食ピラミッドから学会分類2013への変更作業…87／コード2-1とコード2-2…87
不均質なペースト食で口腔・咽頭残留する症例の嚥下機能…88

Chapter 3
FOODSとDRINKSの比較 …… 90
■とろみとペースト（コード2-1・2-2）の物性の考え方
とろみの物性…90／とろみについての留意点…91／粘度測定方法…91／ラインスプレッドテスト…92
市販のとろみ調整食品の粘度比較…92／学会分類2013（食事）ととろみの関係…92

Chapter 4
とろみの物性調整の実際 …… 95
■とろみ食作成におけるポイント　物性変化と栄養価への対応について
はじめに…95／とろみ食の作成方法の流れ…95／アミラーゼ酵素製剤の使用方法…96
温度変化への対応…98／栄養価について…98／おわりに…99

Chapter 5
ペースト食の物性調整の実際 …… 100
■ペースト食の調整に欠かせない調理上の具体的なポイントとは
ペースト食について…100／器具の特徴と選び方…100／調理方法とポイント…101
市販食品・介護食品の活用…104／おわりに…104

第4部　各社製品を活用した嚥下調整食実践事例集　………… 105

事例1	粉末油脂やたんぱく質補給粉末を活用した呼吸不全患者の栄養改善の取り組み	……………… 106
事例2	嚥下障害でもおいしいお粥を！「離水しにくさ」と「お粥らしさ」の両立	……………… 108
事例3	コード3に対応した離水しにくいお粥がステップアップの隙間を埋める	……………… 110
事例4	食べることは生きること　障害と共存する命を栄養で支える	……………… 112
事例5	素材冷凍食品を導入し厨房負担を軽減　安定した物性と見た目のよさで喫食量アップを図る	……… 114

表紙画像：© ftotti1984 - stock.adobe.com

執筆者一覧

■執筆（掲載順）

藤島 一郎	（浜松市リハビリテーション病院 病院長）	第1部 Chapter 1
武原 格	（東京都リハビリテーション病院 リハビリテーション部長、東京慈恵会医科大学リハビリテーション医学講座 准教授）	第1部 Chapter 2
若杉 葉子	（東京医科歯科大学大学院 医歯学総合研究科 高齢者歯科）	第1部 Chapter 3
福岡 達之	（広島国際大学 総合リハビリテーション学部 言語聴覚療法学専攻 准教授）	第1部 Chapter 4
岡﨑 裕香	（長崎リハビリテーション病院 言語聴覚士）	第1部 Chapter 6
林田 真一郎	（長崎リハビリテーション病院 理学療法士）	第1部 Chapter 6
藤谷 順子	（国立国際医療研究センター病院 リハビリテーション科医長）	第1部 Chapter 7
栢下 淳	（県立広島大学人間文化学部健康科学科 教授）	第2部 Chapter 1,2、第3部 Chapter 3
渡邉 光子	（西広島リハビリテーション病院 言語聴覚士）	第2部 Chapter 3
佐藤 新介	（医学博士、外務省医務官）	第2部 Chapter 3
栢下 淳子	（広島修道大学健康科学部健康栄養学科 教授）	第2部 Chapter 4
髙山 仁子	（熊本機能病院 診療技術部栄養部）	第2部 Chapter 5
山縣 誉志江	（県立広島大学人間文化学部健康科学科 助教）	第2部 Chapter 6、第3部 Chapter 3
大熊 るり	（調布東山病院 リハビリテーション科 リハビリテーション室長）	第3部 Chapter 1
仙田 直之	（松江生協病院 耳鼻咽喉科 部長）	第3部 Chapter 2
今泉 良典	（東名古屋病院 栄養管理室 主任栄養士）	第3部 Chapter 4
小林 弘治	（島田療育センター 栄養管理部 NST室 室長）	第3部 Chapter 5、第4部 事例4

■インタビュー（掲載順）

菊谷 武	（日本歯科大学 口腔リハビリテーション多摩クリニック 院長）	第1部 Chapter 5
江頭 文江	（地域栄養ケア PEACH 厚木 代表）	第1部 Interview

■事例報告（掲載順）

井上 登太	（みえ呼吸嚥下リハビリクリニック 院長）	第4部 事例1
小河原 隆之	（介護付有料老人ホーム To-be 主任調理師）	第4部 事例2
福島 由江	（岡山ろうさい病院 栄養管理室）	第4部 事例3
上島 順子	（NTT東日本関東病院栄養部）	第4部 事例5

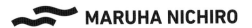
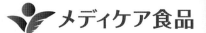
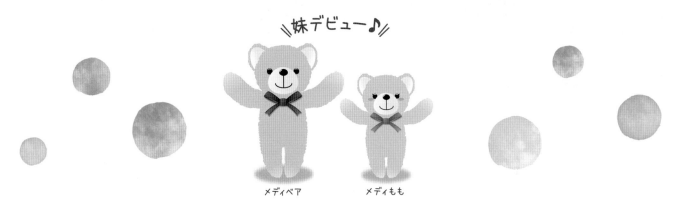

食べる力に合わせて選べる安定したやわらかさ

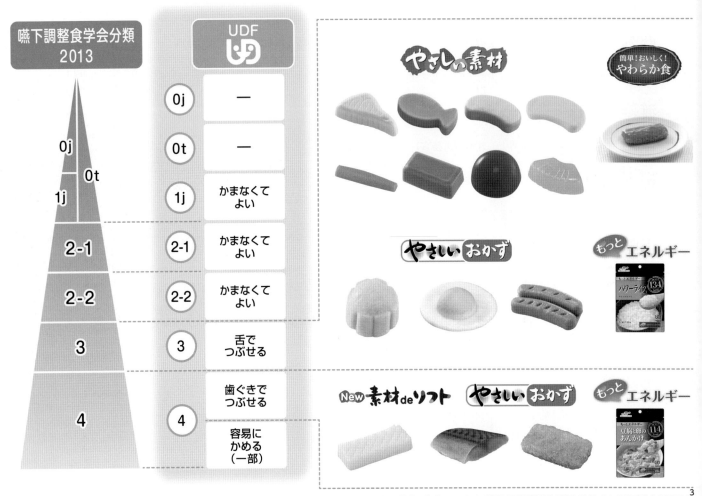

※上図は日本摂食嚥下リハビリテーション学会から発表された「嚥下調整食分類2013」の分類分けに則って弊社で作成しています。詳細は「嚥下調整食分類2013」の本文及び学会分類201（食事）早見表をご確認ください。『日摂食嚥下リハ会誌17(3):255-267, 2013』または 日本摂食嚥下リハ学会HPホームページ: http://www.jsdr.or.jp/doc/doc_manual1.htm 『嚥下調整食学会分類2013』を必ずご参照ください。

栄養成分、レシピはこちら！
マルハニチロのメディケア食品 検索

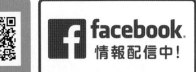

https://www.medicare.maruha-nichiro.co.jp/

マルハニチロ株式会社

第1部

摂食嚥下障害の病態と嚥下機能評価

Chapter 1
摂食嚥下障害とリハビリテーション

摂食嚥下障害の病態
―リハビリテーション治療、代償、環境改善―

藤島一郎
社会福祉法人 聖隷福祉事業団 浜松市リハビリテーション病院 病院長

ふじしま・いちろう
1982年、浜松医科大学医学部医学科卒業。同年、浜松医科大学医学部附属病院脳神経外科医員（研修医）として入職。その後、東京大学医学部附属病院リハビリテーション部医員、聖隷三方原病院リハビリテーションセンター長・部長などを経て、2008年より現職。日本摂食嚥下リハビリテーション学会評議員・副会長、日本嚥下医学会理事など多数兼務

はじめに

　我々はふだん何気なく食べたり飲んだりしている。何の疑問ももたずに食べて生きているわけだが、もし「食べたくても舌やのどが思うように動かなくて食べられない、飲み込めない」ということになったらどうだろうか？　また、口からうまく食べているように見えても、実際は食べ物の一部が肺のほうへ流れ込んでいるかも知れないと考えたことはあるだろうか？　水や食物が飲み込めなくなったり、誤嚥するようになる病態を「嚥下障害」という。嚥下障害になると栄養がとれなくて栄養障害や脱水を起こしたり、肺炎などの呼吸器の病気にかかりやすくなる。さらにおいしい食べ物を口から食べることができなくなるために人生の喜びが大いに損なわれてしまう。2012年以降、本邦の死因で肺炎が脳卒中を抜いて第3位となった[注]。その多くは高齢者の誤嚥性肺炎が原因である[1]。超高齢社会となり国を挙げて嚥下障害について取り組むべき時が来ている。本稿では嚥下障害について概説し、リハビリテーション治療における嚥下調整食がもつ意義を解説したい。

嚥下障害の原因

　嚥下障害はその原因によって、①腫瘍やその手術後、炎症などにより、嚥下時に使う舌や咽頭喉頭の構造そのものが障害されている場合（器質的障害、静的障害）と、②構造物の形には問題なくても、それを動かす神経や筋などに原因がある場合（機能的障害、動的障害）に大きく分けられている（**表1**）。また、心理的な原因が関与している場合もある。日常で一番多く見られるのは、老化やほかの病気と脳卒中が共存する病態だが、医原性嚥下障害も忘れてはならない。これは薬の副作用や経管栄養のチューブが嚥下に悪影響を与えるなど医療が原因で起こる嚥下障害のことである。

　嚥下障害は厳密に言うと飲み込むことだけが障害されたことを指すが、飲み込む前の食物の認識や口への取り込み、咀嚼などが障害されていることも多く、広い意味で「摂食障害」や「摂食嚥下障害」と呼ぶことがある[2]。両者はほとんど区別なく使われることも多い。なお、嚥下に使われる口唇、舌、咽頭などは、それぞれ呼吸や発音にも使われるため、嚥下障害のある人は呼吸障害や発音障害を伴っていることも少なくない。

嚥下障害と老化

　老化とともに嚥下機能は低下する。日本は世界一の超高齢社会であり、**表1**に挙げた嚥下障害の原

表1　摂食嚥下障害の原因

A. 器質的原因

口腔・咽頭	食道
舌炎、アフター、歯槽膿漏	食道炎、潰瘍
扁桃炎、扁桃周囲膿瘍	ウエッブ(web,膜)、憩室(Zenker)
咽頭炎、喉頭炎、咽後膿瘍	狭窄、異物
口腔・咽頭腫瘍(良性、悪性)	腫瘍(良性、悪性)
口腔咽頭部の異物、術後	食道裂孔ヘルニア
外からの圧迫(甲状腺腫、腫瘍など)	外からの圧迫(頸椎症、腫瘍など)
その他	その他

B. 機能的原因

口腔・咽頭	食道
脳血管障害、脳腫瘍、頭部外傷	脳幹部病変
脳膿瘍、脳炎、多発性硬化症、認知症	アカラジア
パーキンソン病、筋萎縮性側索硬化症	筋炎
末梢神経炎(ギランバレー症候群など)	強皮症、SLE
重症筋無力症、筋ジストロフィー	薬剤の副作用
筋炎(各種)、代謝性疾患	その他
薬剤の副作用、筋力低下(サルコペニア)	
その他	

C. 心理的原因
神経性食欲不振症、拒食、心身症、うつ病、うつ状態、その他

D. 医原性
口腔・咽頭・食道、頸椎などの術後、薬剤の副作用、経管栄養チューブなど

表2　老化に伴う嚥下機能の低下原因

- 齲歯、義歯の問題：咀嚼力低下
- 唾液の性状(粘性、組成など)、量の変化
- 粘膜の感覚、味覚の変化(低下)
- 口腔、咽頭、食道など嚥下筋の筋力低下(サルコペニア)
- 喉頭が解剖学的に下降し、嚥下反射時に喉頭挙上距離が大きくなる
- 無症候性脳梗塞の存在(潜在的仮性球麻痺)
- 注意力・集中力低下、全身体力低下
- 基礎疾患、内服薬剤

因のすべてに老化が悪影響を与えると考えられる。老化に伴う嚥下機能の低下の原因を**表2**にまとめた。老化には個人差が非常に大きいことが知られているが、筆者は「65歳を過ぎたら嚥下障害があると思え」というポリシーで患者を診察している。特に脳卒中後の患者、やせている患者は要注意である。

誤嚥性肺炎(嚥下性肺炎)や無気肺などの呼吸器疾患は高齢者に多く、これは老化に伴う①免疫力や全身抵抗力の低下、②咳反射の減弱と繊毛運動の低下による気管支・肺異物の排出力低下、などとともに、③嚥下機能の低下とも密接に関係している。

外来診察時にご家族が「特に変わりありません」「いつもの薬を出してください」と言われる時がある。確かに本人は何となく元気がないだけで、特に咳をするわけでもないし、熱もない。しかし、よく聞くと最近食事があまりとれなくて、実は風邪(肺炎?)で市販薬を飲んでいるなどの事実が隠れていることがある。この時は嚥下障害を強く疑わなければならない。また高齢者では暑い夏、食欲が低下して昼食を食べなかったとか、寒い冬でトイレに行きたくないから水分を控えているなど、ちょっとしたことが原因で嚥下障害が出たり悪化したりするので注意したい。

口から食べる意味

医学的にみれば、経管栄養(経鼻経管や胃ろう)で生命を安全に維持できるが、より自然により人間的に生きることはどういうことかを考えると、口から食べる意味が自ずとわかってくる。昔は口から食べられなくなればそれで死が訪れた。しかし、医学が進歩するにつれて食べられなくなっても生き続けることが可能になり、筋萎縮性側索硬化症(ALS)などの難病で身体も動かず、呼吸も経口摂食もできない状態で精神活動を維持し続け、有意義な生を継続していけるようになった。しかしながら、嚥下機能が残存している患者に対しても安易に経管栄養を行なうという弊害が生まれていることが大問題になりつつある。上手に食べさせたり、訓練すれば口から食べられるはずの人が、鼻からの管や胃ろうで栄養管理されているというのは大変不幸である。食べることは動物の根元的な欲求だ。味覚は脳を刺激し、精神活動を賦活する。また、口から食道を通って胃に運ばれた食物は、直接注入された栄養より消化吸収がよく下痢なども起こしにくいことが知られている。嚥下障害の方が安全に口から食べるためには、工夫と労力が必要であるが、口から食べる喜びは何物にも代えがたいもの

だ。超高齢社会の日本で口から食べることの意味を真剣に議論すべき時が来ている[3]。

嚥下障害の専門職

嚥下障害は「はじめから難しい」という固定観念がある。日本では医学教育の中にしっかりと嚥下障害のカリキュラムが組まれていなかった。歴史的には耳鼻咽喉科で嚥下の基礎や治療の研究が行なわれてきたが、嚥下障害を適切に扱える耳鼻咽喉科医は現在でも少数である。近年は歯科の分野でも研究や臨床がなされて、リハビリテーション医も真剣に取り組むようになった。さらに神経内科、消化器科、一般開業医などを中心に徐々に日常診療で嚥下障害に対処してくれる医師が増えている。また、小児領域では脳性麻痺児を対象に、小児科や歯科を中心として摂食嚥下障害の研究や治療が系統的に行なわれるようになっている。

このように嚥下障害にたいする関心が深まるとともに、教科書や論文が書かれ、研究会や講習会が開かれるようになっているが、医師よりも看護師、言語聴覚士（ST）、管理栄養士などのメディカルスタッフが熱心である。特に日本看護協会の摂食嚥下障害看護認定看護師の活躍はめざましく、STも唯一国家資格で規定されている嚥下障害を扱う職種であり、療法士の数も増加して技術も向上している。栄養士や管理栄養士による嚥下調整食の提供も心強く、各種メーカーによる市販の嚥下調整食も多くなっている。介護を直接担っているヘルパーや介護福祉士などの取り組みも盛んで、今や地域連携を通して正姿位知識と技術が広まりつつある。

嚥下障害治療とリハビリテーション ——嚥下調整食の役割

嚥下障害の治療には当然のことながらまず原疾患の治療が優先される。さらに嚥下障害に直接作用する薬としては、誤嚥性肺炎を予防するとされる薬や嚥下を改善するとされる薬も知られている。しかし、現実的には劇的効果は期待できない。むしろ薬については嚥下機能を悪くする薬をできるだけ減量するか中止することのほうが大切であると筆者は考えている。嚥下障害にはリハビリテーションが大変効果的だ。重症例では外科的治療[4]も検討されるが、ここでは基本となるリハビリテーション[5]の考え方を説明する。

（1）治療的アプローチ

麻痺した舌や唇、のどなどを訓練して機能が回復し、食べられるようにする方法が治療的アプローチである。訓練には食物を使わない間接訓練（基礎的訓練）と実際に食物を使って食べてもらう直接訓練（摂食訓練）がある（詳細は文献[4][6]を参照）。摂食訓練は代償法を多用し、たとえば患者の嚥下機能に合わせた嚥下調整食[7]を食べてもらい、嚥下機能を改善させる方法である。経口摂取が可能となるためには、実際に安全に食べる訓練が必須で、この時に適切な食品が提供されることが極めて大切である。これは患者の嚥下機能に合わせた難易度の低い食品を提供することにほかならない。課題の難易度を調整することで初めて訓練が成立する。

（2）代償的アプローチ

機能が完全に回復しない場合や悪化する場合には、不完全な機能でも何とか食べてもらうように代償的な方法を考えることになる。これも難易度調整が決め手である。食べやすい食物形態や体位を工夫するなどが行なわれる。患者の嚥下機能に応じた適切な嚥下調整食の選択ができるか否か、提供できるか否かがキーとなる。

（3）環境改善的アプローチ

リハビリテーションでは社会的不利（ハンディキャップ）を克服することを最終目標としている。「食べられないために家に帰れない、働きに出られない」という場合には、家や職場の環境を改善して、患者の生活場面で適切な食品が提供できれば、家に帰ったり働きに出られるようになる。ここでも適切な嚥下調整食を提供するかという問題が鍵を握っている。

嚥下調整食（嚥下食）学会分類2013

嚥下障害患者に対しては障害の程度に応じて微妙に咀嚼度と、食

塊形成のしやすさを調整した嚥下調整食を提供する必要がある。一般の高齢者は咀嚼しやすいものであれば、ほとんど安全に食べられる。健常な高齢者の場合、歯が相当悪くても、舌や歯肉で軟らかいものを砕いて唾液と混ぜ合わせ、飲み込みやすい食塊にして飲み込むことができる。高齢者食と呼ばれるものの中には、そのまま嚥下食として用いることのできる食品もあれば、不適当なものも含まれている。

さて、本邦においては従来、統一された嚥下調整食の段階が存在せず、地域や施設ごとに多くの名称や段階が混在していた。急性期病院から回復期病院、あるいは病院から施設・在宅およびその逆などの連携が行なわれている今日、統一基準や統一名称がないことは嚥下障害者および関係者の不利益となっていた。日本摂食嚥下リハビリテーション学会の嚥下調整食分類2013は、国内の病院・施設・在宅医療および福祉関係者が共通して使用できることを目的とし、食事（嚥下調整食）およびとろみについて、段階分類を示したものである。

なお、統一した分類がないことが、診療報酬に反映されない要因の1つとなっていたが、2016年度の診療報酬改定において管理栄養士の栄養食事指導について「医師が、硬さ、付着性、凝集性などに配慮した嚥下調整食（日本摂食嚥下リハビリテーション学会の分類に基づく）に相当する食事を要すると判断した患者である」場合、「初回は30分以上260点、2回目から20分以上200点（今までの栄養指導は15分以上100点）」が認められるに至っている。大きな一歩である。

以上、摂食嚥下障害の病態とリハビリテーション治療について概説した。

注）：2017年の人口動態統計（厚生労働省）では、肺炎から誤嚥性肺炎が別に集計され5位になったが、両者を合せた数では3位である

【参考文献】
1) 厚生労働省：平成29年人口動態統計月報年計（概数）の概況　http://www.mhlw.go.jp/toukei/saikin/hw/jinkou/geppo/nengai17/index.html
2) 藤島一郎：脳卒中の摂食・嚥下障害(初版).医歯薬出版(東京)　1993 p1-2
3) 箕岡真子,藤島一郎,稲葉一人：摂食嚥下障害の倫理.ワールドプランニング(東京),2014
4) 金沢英哲：嚥下障害に対する口腔,咽頭の手術.聖隷嚥下チーム執筆,嚥下障害ポケットマニュアル　第4版,医歯薬出版.2018　p263-286
5) 藤島一郎,谷口洋：脳卒中の嚥下障害,第3版.医歯薬出版,東京,2017, p155-242.
6) 日本摂食嚥下リハビリテーション学会医療検討委員会：訓練法のまとめ(2014版).http://www.jsdr.or.jp/wp-content/uploads/file/doc/18-1-p55-89.pdf（日摂食嚥下リハ会誌　18(1)：p55-89,2014）
7) 日本摂食・嚥下リハビリテーション学会医療検討委員会：日本摂食嚥下リハビリテーション学会嚥下調整食分類2013. http://www.jsdr.or.jp/wp-content/uploads/file/doc/classification2013-manual.pdf（日摂食嚥下リハ会誌　17(3)：p255-267,2013）

Chapter 2
嚥下機能評価とリハビリテーション

摂食嚥下障害の病態と治療

武原 格

東京都リハビリテーション病院 リハビリテーション部長
東京慈恵会医科大学 リハビリテーション医学講座 准教授

たけはら・いたる
1994年、東京慈恵会医科大学卒業。東京慈恵会医科大学リハビリテーション医学教室助手、米国ペンシルバニア大学リハビリテーション科留学、東京都リハビリテーション病院リハビリテーション科医長などを経て、2014年に化学療法研究所附属病院リハビリテーション科部長。15年、国際医療福祉大学教授。16年、東京都リハビリテーション病院リハビリテーション部長

はじめに

近年、栄養サポートチーム（Nutritional Support Team: NST）が多くの病院で活動しており、管理栄養士の重要性が改めて認識されている。これまでも肝疾患、腎不全、慢性呼吸不全、糖尿病、心不全などの患者に対し、その疾患特有の栄養素の種類や量をコントロールするといった栄養管理がなされてきた。しかし、近年高齢患者が増加し、加齢や脳卒中などの既往により嚥下機能低下を合併している場合も多く、従来の栄養成分調整を主とした食事提供だけでは不十分となってきている。高齢者の肺炎の多くが誤嚥に関連したものであることを考えると、摂食嚥下に関する知識は管理栄養士にとっても必要不可欠である。嚥下障害患者に対し嚥下調整食が提供されているが、嚥下調整食は食形態に主眼を置いたものである。栄養成分調整と食形態調整は縦軸と横軸の関係にあり、多くの高齢患者はその両方を検討する必要がある。

本稿では摂食嚥下障害の病態と、病態評価に応じたリハビリテーションついて、医師の立場から解説する。

嚥下とは

嚥下機能評価は、「ごっくん」と飲み込む瞬間だけを評価するものではない。嚥下は、液体を飲み込む場合と、食べ物をよく噛んで食べる場合では、飲食物の口腔咽頭内の位置と嚥下にかかわる口腔咽頭の諸器官の動きの関係は異なる。しかし、嚥下機能を理解するには、5期に分けて考えると理解しやすい。まず飲食物を目で認識する先行期、口腔内で食物を咀嚼し唾液とうまく混ぜ合わせ嚥下しやすいように食塊を形成する準備期、食塊を口腔から咽頭に運ぶ口腔期、嚥下反射で食塊を咽頭から食道へと移送する咽頭期、食道蠕動で胃まで運ぶ食道期に分けて考える。嚥下障害は、この5期のいずれが障害されても発症する。

意識障害や認知機能低下により注意力が低下すると、先行期の障害を生じ食事に集中できず誤嚥を生じうる。準備期・口腔期障害の例としては、歯の欠損や唾液分泌低下を生じると十分な食塊を形成することが困難となる。脳梗塞などにより顔面神経麻痺を生じると、口腔から食塊がこぼれたり、麻痺側の口腔粘膜と歯の間に食塊が残留する。舌がん術後や舌下神経麻痺では食塊を咽頭に送り込むことが困難となり、口腔内に食塊が残留し誤嚥の原因となるなどが挙げられる。咽頭期は、誤嚥性肺炎や窒息の原因として特に重要である。咽頭期の障害では、嚥下反射惹起遅延や咽頭残留、食塊や唾液の気道への誤嚥などを生じる。食道期は、食道がんによる通過障害や胃食道逆流症による誤嚥性肺炎などが問題となる。嚥下障害を

表1 加齢による嚥下機能低下の要因

- 歯の欠損
- 唾液分泌量の減少
- 咽頭感覚の低下
- 喉頭の低位
- 脳の小梗塞
- 認知機能低下
- 胃および食道からの逆流
- その他

表2 嚥下障害を引き起こす疾患

器質的原因	機能的原因
口腔・咽頭	**中枢性障害**
腫瘍・腫瘍術後	脳血管障害(脳出血 脳梗塞 くも膜下出血)
炎症性疾患(扁桃炎 扁桃周囲膿瘍 喉頭蓋炎)	炎症性疾患(脳炎 脳幹炎)
頸椎骨棘による圧迫	脳外傷
甲状腺腫大による圧迫	脳腫瘍
その他	変性疾患(パーキンソン病 筋萎縮性側索硬化症等)
	その他(多発性硬化症 奇形)
食道	
食道炎	**末梢神経障害**
腫瘍	末梢神経炎
食道裂孔ヘルニア	外傷
外的圧迫(大動脈瘤、腫瘍、リンパ節腫大)	Guillain-Barre症候群
その他	その他
	神経筋疾患
	重症筋無力症
	筋ジストロフィー症
	膠原病
	代謝性疾患
	その他

引き起こす疾患により、この5期のどの部分が問題かを評価し、対応策を検討している。

加齢と摂食嚥下障害を生じる疾患

加齢に伴う生理的変化によって嚥下機能は低下する。口腔内の変化では、歯の欠損による咀嚼力低下や、唾液分泌量減少に伴う食塊形成不良が挙げられる。咽頭喉頭の変化では、咽頭感覚の低下に伴う嚥下反射惹起遅延や、喉頭低位に伴う嚥下反射時の喉頭挙上距離の延長が挙げられる。咽頭の知覚が低下すると、咽頭に食塊が流入してもタイミングよく嚥下反射が生じないため、誤嚥を生じやすくなる。喉頭の位置が下がると、嚥下反射時に喉頭が前上方に移動する距離が延長するため、嚥下運動にかかる時間が延長する。そのため嚥下に関係する喉の筋力が低下すると喉頭挙上が不十分となり、十分な嚥下機能を発揮できなくなることもある。ほかにも小さな脳梗塞や認知機能低下に伴う注意障害等も嚥下機能が低下する要因として挙げられる(**表1**)。

嚥下障害を引き起こす疾患

嚥下障害を引き起こす疾患は、器質的原因と機能的原因の大きく2つに分類できる(**表2**)[1]。器質的原因には、食塊の通過路そのものを障害するか、食塊通過路の周辺病変により通過路の狭窄を生じる疾患が含まれる。機能的原因には、解剖学的構造変化はないものの、中枢および末梢神経障害や神経筋疾患により嚥下運動を障害する疾患が含まれる。器質的原因を生じる疾患では、食塊通過路の狭窄部位が嚥下障害の病因となるが、機能的原因を生じる疾患では、嚥下障害の病因は複雑である。特に中枢性疾患では、先行期から食道期のすべての期に関与し、嚥下障害の原因となる期も1つとは限らない。

中枢性疾患で嚥下障害を生じやすい脳卒中では、大きく仮性球麻痺と球麻痺に分けられる。仮性球麻痺は、両側性の核上性病変により生じ、筋の筋力および協調性の低下、異常反射の出現、感覚低下などが認められる。仮性球麻痺の嚥下障害の特徴は、①嚥下反射自体は保たれている。②嚥下反射の惹起遅延を生じる。③口腔・咽頭の各器官の協調性が低下している。④口腔から咽頭への食塊の早期流入が認められる。⑤食物の口腔への取り込みが低下している。⑥咀嚼が困難である。⑦咽頭残留を生じやすい。具体的には、食物が口唇からこぼれ落ちる、流涎が目立つ、食塊を咽頭に送り込めない、咀嚼が上手にできないなどの症状がみられる。また随伴する症状として失語症・失行症・認知障害・構音障害等があり、これらが仮性球麻痺の嚥下訓練の阻害因子となることがある。

第1部 摂食嚥下障害の病態と嚥下機能評価

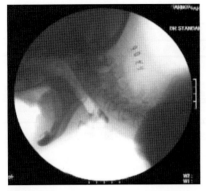

図1 VF 側面像
造影剤を含んだ検査食は黒く映る。咽頭（喉頭蓋谷と梨状窩）に検査食は残留し、一部気管に誤嚥している

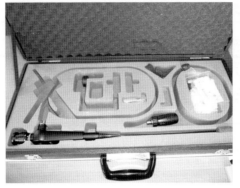

図2 VE機器一式
右図のようにワゴン上にモニター兼録画の役目のパソコンと、ワゴン下段にファイバースコープが収められたアタッシュケースなどを載せることで、ベッドサイドでも使用可能であり機動性に優れている。左図はアタッシュケース内に収納されたファイバースコープである

　球麻痺は、延髄の病変により舌咽、迷走、舌下神経などの下部脳神経核が障害され生じる。延髄外側の脳梗塞により生じるWallenberg症候群は、嚥下障害のほかにHorner症候群（眼瞼下垂、縮瞳、発汗低下）、同側顔面および対側上下肢の温痛覚障害、小脳性運動失調を特徴とする。嚥下障害の特徴は、①嚥下反射自体が障害されている。②喉頭挙上が不十分である。③カーテン徴候を認める。④舌の萎縮や線維束攣縮を認める。⑤輪状咽頭筋の開大不全が認められる。しかし、これらの所見すべてが球麻痺で表れるわけではなく、障害部位によっては正常所見となる。急性期では、自分の唾液を飲み込むことができないため、唾液を吐きだし続ける特徴的な症状を呈することが少なくない。

機器を用いた評価

　嚥下運動は、体表から観察しただけでは、食塊の動きと、口腔・咽頭・食道の諸器官の動きのタイミングについて正確に把握することができない。また、器質的病変についても観察困難である。そのため、機器を用いた検査が必要となる。その代表的な2つの検査について解説する。

①嚥下造影検査（videofluoroscopic examination of swallowing：以下VF）[2]

　X線透視装置を用いた造影検査で、嚥下に伴って造影剤を含んだ検査食が口腔から咽頭そして食道へと流入する状態を観察し、誤嚥や咽頭残留の有無などを評価するとともに、それらを減少し安全に摂食嚥下できる方法や体位などを検討することができる。

　撮影は、主に正面像および側面像で行なわれる。口腔から咽頭にかけての嚥下状態の評価には、側面像での撮影で情報量が多く、また食道の観察には正面像が適している（図1）。

　造影剤は、硫酸バリウムが一般的に用いられ、造影剤を含ませた検査食としてゼリーやペースト、クッキー、とろみ液などがよく使用される。また実際の食事に造影剤を混ぜて行なう場合もある。

　誤嚥の危険性の少ない体位を検討するために、被験者の姿勢を坐位からリクライニング姿勢へと調節することができる車いすなどを用いる。

　口腔、咽頭、食道それぞれについて、検査食の動態と解剖学的構造の異常・動きについて区別して観察・評価する。検査食の食塊の移動と嚥下反射の惹起のタイミングや嚥下反射と誤嚥のタイミング（嚥下前・嚥下中・嚥下後）なども重要な観察ポイントである。

②嚥下内視鏡検査（videoendoscopic examination of swallowing：以下VE）[3]

　VFとともに現在嚥下動態を評価するのに、一般的に用いられる検査である。VEとは、ファイバースコープを用いて、直視下で声門閉鎖機能、唾液や分泌物、食塊などの咽頭残留の状態を観察する方法である。機動性にも優れており、持ち運びも容易である（図2）。

　飲食物を用いる前と飲食物を用いた時の2つに分けて評価する。飲食物を用いる前の評価では、咽喉頭の衛生状態や器質的異常の有無などをファイバースコープが通過する順に観察する。まず鼻咽腔では、器質的異常の有無を観察したのち、発声および嚥下時に軟口蓋挙上による鼻咽腔閉鎖機能が保たれているか評価する。次に口蓋垂後方付近から咽頭および喉頭の衛生状態や器質的異常の有無などを観察する。さらに喉頭に近づいた時点で、披裂部、声帯などの動きや気管内を観察し、声帯麻痺、披裂部の発赤・腫脹、喉頭内への唾液誤嚥の有無などを評価する。

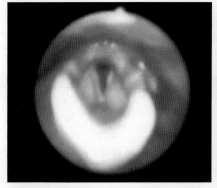 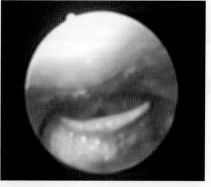

図3 VE画像
左図は健常者の下咽頭・声帯付近を観察した像で、食塊残留や唾液、咽頭分泌液等の貯留はない。
右図は嚥下障害患者の像で、喉頭蓋谷にお粥が残留している

飲食物を用いた評価では、ファイバースコープの先端を口蓋垂後方付近に保持し、患者に検査食を嚥下させて、嚥下前後の咽頭および喉頭の状態を観察する。咽頭残留や誤嚥が観察された場合は、VF同様に食物形態の変更や、摂食姿勢の変更、各種嚥下手技を試みて安全な摂食方法の検討を行なう（**図3**）。

VFと比較してVEの長所としては、①ベッドサイドや在宅・施設でも施行可能である。②直視下で喉頭・咽頭の軟部組織や唾液の状況を評価でき、3次元的に食塊通過と喉頭・咽頭機能を同時に評価可能である。③被爆がない。④さまざまな食物を用いて検査することが可能である。短所としては、①準備期・口腔期・食道期の評価ができない。②嚥下反射時は、ホワイトアウトとなり観察不可能である。VFとVEのそれぞれの特徴を理解し、組み合わせて行なうことで多くの情報が得られ有用である。

嚥下障害に対する
リハビリテーション[4]

嚥下のリハビリテーションは、食物を用いない間接訓練と食物を用いる直接訓練に大きく分かれる。また間接訓練と直接訓練の両方に含まれるものもある（**表3**）。両方に含まれる訓練は、患者の状態に合わせて、直接訓練として使用するのか、あるいは間接訓練として使用するのか、またはその両方で使用するかなど、病態評価を行ないながら使用方法を検討する。間接訓練は基礎訓練、直接訓練は摂食訓練とも呼ばれる。

間接訓練は、意識障害や重度の嚥下障害患者にも適応があり、直接訓練前にも行なわれる。頸部可動域訓練は、頸部の拘縮予防や改善、頸部周囲筋のリラクゼーションを目的に行なわれる。舌抵抗運動では、舌を口蓋に対して押し付けることや、舌圧子を用いて舌に

表3 嚥下障害に対するリハビリテーション

間接訓練	間接訓練および直接訓練	直接訓練
嚥下体操	息こらえ嚥下法	嚥下の意識化
頸部可動域訓練	顎突出嚥下法	頸部回旋
開口訓練	咳・強制呼出手技またはハフィング	交互嚥下
口唇・舌・頬の訓練	舌接触補助床	ストローピペット法
口唇閉鎖訓練	前頸皮膚用手刺激による嚥下反射促通手技	食品調整
唾液腺のアイスマッサージ	電気刺激法	スライス型ゼリー丸のみ法
舌抵抗運動	非侵襲的脳刺激法	体幹角度調整
氷を用いた訓練	努力嚥下	Chin down
前舌保持嚥下訓練	軟口蓋挙上装置	体幹傾斜姿勢
チューブ嚥下訓練	バイオフィードバック	一側嚥下
頭部挙上訓練	メンデルソン手技	鼻つまみ嚥下
バルーン訓練	昭大式嚥下法	複数回嚥下　反復嚥下
ブローイング訓練	K-point刺激	
呼吸トレーニング		
Lee Silverman Voice Treatment		
プッシング・プリング訓練		
冷圧刺激		
のどのアイスマッサージ		
体幹機能向上訓練		
歯肉マッサージ		
バンゲード法		
過敏除去		

対して抵抗をかけることで、舌による食塊の送り込みの改善や口腔・咽頭内圧を高めることを目的としている。嚥下時の喉頭挙上が低下し食道入口部の開大が減少している患者には、頭部挙上訓練を行なう。仰臥位で肩を床につけたまま、頭だけをつま先が見える程度まで挙上する訓練である。頭部挙上を保持する方法と、頭部の上げ下げを繰り返す反復方法の2つがある。この訓練により舌骨上筋群の筋力が増強し、嚥下時の喉頭の前上方への運動機能を改善し、食道入口部の開大を図る。ほかにも嚥下体操やチューブ嚥下訓練、プッシング・プリング訓練などがある。

直接訓練では、食物形態の選択と摂食姿勢の決定が重要となる。嚥下機能の改善に合わせて段階的に食物形態の難易度を上げていく、段階的摂食訓練が行なわれる。重度の嚥下障害患者ではゼラチンゼリーが適しているとされているが、ペースト食のほうが安全な場合もある。摂食姿勢は、30度ギャッチアップが安全な姿勢とされている。摂食方法としては、嚥下の意識化や複数回嚥下、頸部回旋、交互嚥下などを患者の病態に合わせて行なっていく。食形態の難易度については、日本摂食嚥下リハビリテーション学会の嚥下調整食学会分類2013を参考としていただきたい[5]。

管理栄養士への期待は大きい

VF・VEといった機器を用いた評価や、リハビリテーションについて解説をしたが、やはり実際の食事場面を観察することが、一番大切である。VF・VEにしても通常の食事場面とは異なる特殊環境における評価である。管理栄養士が患者の食べている姿を目の当たりにすることで、とても多くの情報を得ることができると思われる。食べる意欲はあるのか、食べるペースが早すぎないか、一口量が多すぎないかなど、食事場面を実際に観察することで、問題点が見えてくる。そして、より患者に適した食形態とはどういうものだろうかと、医療スタッフの一員として一緒に考えてもらえれば、これほど心強いものはない。

最後に、(公社)日本栄養士会において摂食嚥下リハビリテーションを専門とする管理栄養士の育成が始まっている。管理栄養士への我々の期待は膨らむばかりである。

【参考文献】
1) 藤島一郎:脳卒中の摂食・嚥下障害 第2版、医歯薬出版、3,1998.
2) 日本摂食嚥下リハビリテーション学会医療検討委員会:嚥下造影の検査法(詳細版)日本摂食嚥下リハビリテーション学会医療検討委員会2014年版,日摂食嚥下リハ会誌,18(2):166-186,2014.
3) 日本摂食嚥下リハビリテーション学会医療検討委員会:嚥下内視鏡検査の手順2012改訂(修正版),日摂食嚥下リハ会誌.17(1):87-99,2013.
4) 日本摂食嚥下リハビリテーション学会医療検討委員会:訓練法のまとめ(2014版),日摂食嚥下リハ会誌.18(1):55-89,2014.
5) 日本摂食嚥下リハビリテーション学会医療検討委員会 嚥下調整食特別委員会:日本摂食・嚥下リハビリテーション学会嚥下調整食学会分類2013,日摂食嚥下リハ会誌.17(3):255-267,2013.

Chapter 3
口腔機能評価と対応

摂食嚥下障害と口腔機能障害の評価とリハビリテーション

若杉葉子
東京医科歯科大学大学院 医歯学総合研究科 高齢者歯科

わかすぎ・ようこ
2003年、東京医科歯科大学歯学部歯学科卒業。08年、3月東京医科歯科大学大学院医歯学総合研究科博士課程修了。14年4月、東京医科歯科大学歯学部附属病院高齢者歯科学講座助教。日本老年歯科医学会認定医・専門医、日本摂食嚥下リハビリテーション学会認定士

はじめに

　食事は出ているけれど食べられていない、食事は出されていないが食べる機能があるなど、摂食嚥下機能と栄養摂取方法が乖離している方は少なくない。その原因の1つに、口腔機能の適切な評価がされていないことが挙げられる。肺炎で入院する高齢者の多くはい痩が顕著であり、ここまで痩せてしまう前にだれか気づくことができなかったのかと考えさせられることが多い。口腔機能障害に対する考えが、少しでも患者さんの栄養状態改善に役立てば幸いである。

口腔機能とは

　口の機能とは何のことだろうか？口は「息をする」「食べる」といった生命に必要な酸素と食物を身体に取り込む入口であり、「しゃべる」というコミュニケーションをとるための器官でもある。この口腔機能の中から食べること、すなわち、摂食嚥下にかかわる機能について説明する。

　目の前に揚げたての唐揚げがあるところを想像してほしい。まず物を見て唐揚げだとわかり、「おいしかった」という記憶が思い出され、さらに匂いを嗅いで食欲が増進し、口の中に唾液が分泌され、熱いからゆっくり食べようとペース配分を決める（先行期）。そして口に入れ、①口唇を閉じ、②咀嚼し、③飲み込みやすい形態にまとめながらのどへ送り込み、嚥下する。この①から③が嚥下の準備期と口腔期である。

①口唇閉鎖：口腔がんの手術や脳卒中などで口唇閉鎖を司る顔面神経の麻痺が生じると、唇を閉じることが難しくなる。そうすると、飲もうと思っても口からこぼれやすくなったり、咀嚼に時間がかかったりする。また、口を閉じないで嚥下することは非常に困難である。口を軽く開けたまま唾液を飲もうとしてみてほしい。困難なことがわかるだろう。歯が軽く当たる位置で口を閉じることは嚥下のためには重要である。

②咀嚼：咀嚼から咽頭への送り込みまでの流れを**図1**に示す。咀嚼ができない原因には、歯がない、入れ歯が合わないなど歯に問題がある場合と、舌の機能が低下している場合がある。歯が1歯もなくてもあご（顎堤という）でせんべいを噛み砕ける人もいるが、舌が動かないと食物を歯の噛む面に乗せることができないため、噛むことができない。また、舌の機能が正常であれば、入れ歯が少々合っていなくても舌がよく動くため、入れ歯を使いこなして咀嚼することができる。

　しかし、舌の機能が低下してくると、入れ歯の不適合を舌の動きで代償することができないため、咀嚼が困難になる。その結果、食事に時間がかかる、口の中に食べ物を入れたまま飲み込まないなど

第1部 摂食嚥下障害の病態と嚥下機能評価

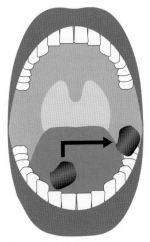

①舌により臼歯部へ食物を移送する（stage 1 transport）

②舌と頬で食べ物を保持し咀嚼する

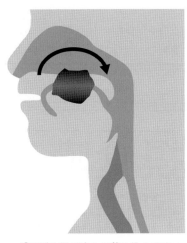

③唾液と混ぜ合わせ飲み込みやすい食塊にしながら咽頭へ送る（stage 2 trasnport）

図1　咀嚼から咽頭輸送への流れ

の症状が生じる。そのため、入れ歯の適合は口腔機能が低下する要介護高齢者では特に大切である。しかし、舌の機能低下がさらに進むと、入れ歯の適合がどんなによくても咀嚼は困難になり、食形態を落とす必要が生じる。

③食塊形成・送り込み：食べ物は咀嚼によって細かく粉砕されたあと、飲み込みやすいよう唾液とよく混ぜ合わされて、泥状の食塊となって咽頭へ送り込まれる。ここでは唾液の存在と舌が上顎に接触して食べ物を咽頭へ押し出す力が必要となる。唾液量が少ないと食塊はまとまらず、ばらばらに散らばり口の中やのどに残りやすくなる。また、舌の動きが低下して舌が上顎に届かないと、咽頭へ送り込むことができず口の中に食べ物が残る。

さらには、舌で味を感じるのも大切な口腔機能である。このように口腔器官が協調的に働いて、嚥下の準備期と口腔期が完了する。

食品による差

咀嚼・食塊形成にはそれが容易な食品と困難な食品がある。たとえば、上下総入れ歯（歯が1本も残っていない場合）では、噛む力（咬合力）は歯がすべて残っている時の1/3程度になってしまうため[1]、食べにくい食品がでてくる。特に、イカやタコ、こんにゃくやかまぼこなど弾力のあるもの、薬物の野菜、餅は噛むことが難しい。図2に具体的な食品名を挙げる。食品や歯の残存状態、入れ歯の適合によって、噛み切るのに必要な力も発揮できる力も変わってくる。

また、施設のおやつでは軟らかいものがよいと思われ、カステラなどが提供されているところをよく見るが、「軟らかい食品」＝「飲み込みやすい食品」ではない。軟らかい食品はあまり噛まなくても飲み込もうとしてしまうため、図3-1に示すように形のあるまま咽頭へ送り込まれていく。特に、

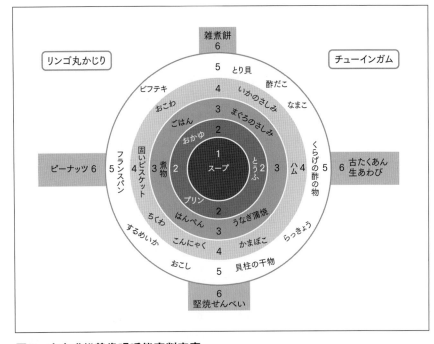

図2　山本式総義歯咀嚼能率判定表
円の外側に行くほど総入れ歯で咀嚼することは困難になる

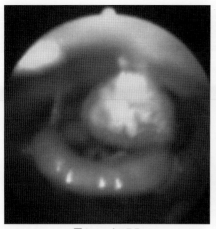
図3-1　カステラ

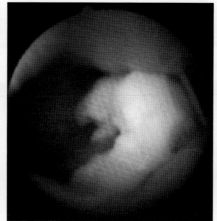
図3-2　パン

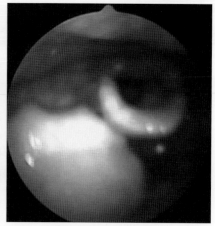
図3-3　サクサクしたせんべい

図3　食品による食塊形成の差

唾液が少なくて泥状の食塊にできない場合や、早食いでよく噛まない患者さんでは、パンなども飲み込みにくい食塊になる（**図3-2**）。一方で、サクサクした歯触りのよいせんべいは、硬さがあるため咀嚼が促されやすく、かつ咀嚼後に唾液と混和されやすいため、食塊形成が容易である。口腔機能が正常であれば口の中でミキサー状のどろどろの食塊になるため、咀嚼物であっても嚥下しやすい食品だと言える（**図3-3**）。このように、「硬い」「軟らかい」という物性だけではなく、咀嚼を促しやすいことや唾液と混和されやいすことも食塊形成を左右する物性である。

このほかにも口腔機能によって安全性が変わる食品はある。一般的に、嚥下が容易と言われているゼリーも口腔機能が低下していると、口腔内や咽頭で散らばったり、喉頭に落下したりするため危険なことがある。

嚥下障害患者に対して安全か否かは、咽頭機能だけでなく、口腔機能によっても大きく左右され、機能と合わない食品の摂取は窒息のリスクにつながる。**表**に窒息を生じやすい食品を示す。「★」の食品はいずれも軟らかく、窒息しにくい食品だと思われがちだが、軟らかいがゆえにあまり咀嚼せず丸呑みしてしまうため窒息しやすい。向井らは、高齢者の窒息のリスク因子に、認知機能の低下、食事自立、臼歯部咬合の喪失を挙げているが[2]、臼歯部咬合の喪失の意味するところは咀嚼不十分であり、つまり口腔機能低下は窒息のリスクを上昇させる。

口腔機能障害と嚥下障害

では、どのような患者さんは口腔機能が低下するのか？　口腔機能が低下する疾患には、脳血管障害、認知症、筋萎縮性側索硬化症、パーキンソン病、多系統萎縮症、パーキンソン症候群（進行性核上性麻痺、大脳皮質基底核変性症）、口腔腫瘍などがある。また、統合失調症など抗精神病薬の副作用で錐体外路症状が生じた場合やドライマウスでも低下する。

一方で、上記の疾患がなくても加齢により舌圧が低下することが報告されている。舌圧と咽頭残留が相関する[3]、舌圧は舌運動機能を反映する[4]という報告があるので、舌圧は摂食嚥下機能低下の一つの指標になると考えられる。

それ以外に口腔機能低下の目安になるのは、言葉の明瞭度と食事時間・摂取量が挙げられるだろう。言葉が聞き取りにくくなったり、食事に時間を要したり摂取量が減少した場合には、口腔機能の低下を疑う必要がある。

表　窒息を生じやすい食品

順位	食品名	症例数
1位	もち	168
2位	パン★	90
3位	ごはん★	89
4位	魚★	64
5位	果物	60
5位	肉	60
7位	すし	41
8位	お菓子	40
9位	アメ	28
10位	団子	23
11位	おかゆ	22
12位	流動食	21
13位	蒟蒻・しらたき	14
14位	カップ入りゼリー	11
15位	ゼリー	4

（平成20年　薬事食品衛生審議会「食品による窒息の現状把握と原因分析に関する研究」より）

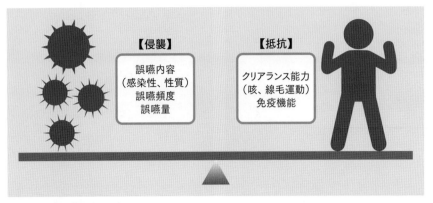

図4 侵襲と抵抗のバランス

口腔機能障害と低栄養

　誤嚥は咽頭で生じるが、誤嚥の原因は口腔にあるとも言われている。口腔機能は安全な食事のために必要である。しかし、要介護高齢者は機能低下を見逃されるため、機能と合わない食品を提供されていることがある。

　口腔機能が低下した場合に、機能と合わない食事を継続していると摂取量が減る。そして徐々に体重が低下し、低栄養・るい痩が進む。潜在的に誤嚥の要因をもつ要介護高齢者は、日常的に誤嚥をしながらも、侵襲と抵抗のバランスを保つことで肺炎を回避している（**図4**）。しかし、低栄養になり免疫機能が低下すると、侵襲が抵抗を上回り、肺炎を発症してしまう。

対応

　口腔機能障害への対応は、患者の状態によって異なる。回復期にある場合や廃用による機能低下では、回復を望むことができるため、積極的に舌の可動域訓練や筋負荷訓練、口唇閉鎖訓練、構音訓練などのリハビリを行なう。絶食が続いたり発語がなかったりすると廃用が進むため、口腔ケアやマッサージも行ない、刺激を加えることで動きを引き出していく。

　一方で、進行性の疾患や慢性期の場合は、機能低下に応じた対応をとる。具体的には、入れ歯が不適合なのであれば入れ歯の修理をしたり、舌と口蓋の接触が弱い時には舌接触補助床（PAP）にしたりする（**図5**）。また、機能に対して食形態が合っていない場合は、食形態の見直しが必要である。それは疾患や原因によって異なるため、原因を検討することが必要だ。

　食事場面を見にいくことで多くの情報を得られる。疾患は何か（進行性なのかそうでないのか）、食事中に咀嚼の動きがあるか、口に入れてから飲み込むまでの時間はどうか、摂取量や食べ残し、食事時間、体重の減少はないか確認してみてほしい。身体に触れて体つきも確認するとよいだろう。歯科医師と一緒にミールラウンドをすると、アドバイスを得ながら食事場面の評価を行なうことができる。

　また、退院時の栄養指導はとても大切な対応の1つである。私が

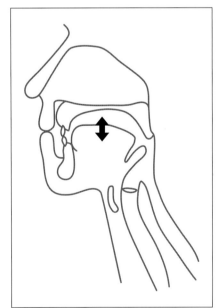
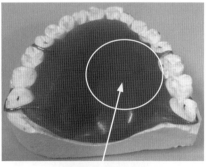

材料を盛って厚くした部分

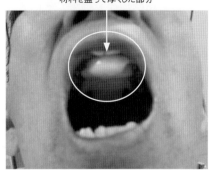

PAPとは、舌が上顎に届かない場合に上顎義歯の口蓋部を厚くすることにより天井を下げて舌が届くようにする装置のこと

図5　舌接触補助床（PAP）

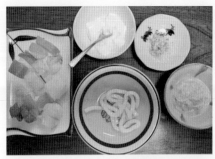 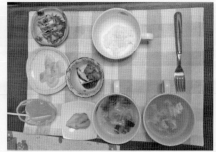 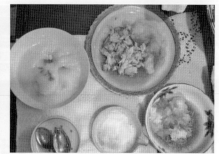
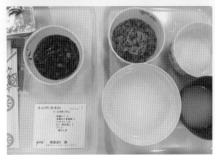 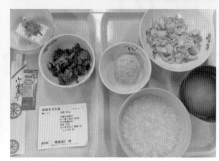

図6　さまざまなきざみ食
上段：在宅、下段：病院

在宅を回っていて違いを感じることの1つにきざみ食がある。病院で提供されるきざみ食は軟菜のきざみで飲み込みやすさにも考慮されているものが多いのに対し、施設や在宅では常食のきざみであることが多く、その状態が示すところはまったく異なる（**図6**）。口腔内での処理のされ方や嚥下のしやすさも同じではないため、その食形態が適切である理由を含めた具体的な指導が必要だと思われる。

おわりに

口腔機能の低下は、予防できる段階と受け入れる段階があることを認識する必要がある。口腔機能の低下を予防する段階では、リハビリと同時に栄養状態を維持することが重要である。一方で、機能の低下を受け入れる段階では、食事に対する工夫で楽しみやQOLの向上を狙う。ここは管理栄養士の腕の見せ所ではないかと思う。医療の技術が進歩して、良い意味でも悪い意味でも簡単に死ねない現代の日本では、「生きること」や「食べること」に対する考え方はさまざまだ。一人ひとりの機能や背景を検討し、多職種で患者さんの希望に寄り添うことができればと考える。

【参考文献】
1) 山本公珠、他：高齢全部床義歯装着者の咀嚼機能調査、愛院大歯誌、48(2)：67-72、2010
2) 向井美惠：食品による窒息の要因分析—ヒト側の要因と食品のリスク度—、平成20年度厚生労働科学特別研究事業
3) 高木大輔、藤島一郎、他：嚥下評価時の咽頭残留と握力・舌圧の関連、日摂食嚥下リハ会誌、18(3)：257-264、2014
4) 青木祐介、太田喜久夫：嚥下障害患者における舌圧と摂食嚥下機能の関連、日摂食嚥下リハ会誌、18(3)：239-248、2014

Chapter 4
機能回復訓練の実際

摂食嚥下機能の評価とリハビリテーション

福岡達之
広島国際大学 総合リハビリテーション学部 言語聴覚療法学専攻 准教授

ふくおか・たつゆき
2002年、兵庫医科大学ささやま医療センター勤務。13年、兵庫医科大学病院勤務。14年、兵庫医療大学大学院医療科学研究科修了。16年より現職。18年、兵庫医科大学大学院医学研究科修了。博士（医学）。日本嚥下医学会評議員、日本摂食嚥下リハビリテーション学会評議員、認定言語聴覚士（摂食・嚥下障害領域）

摂食嚥下障害の対応が必要な場面

摂食嚥下障害を認める患者は医療機関だけでなく、介護施設や在宅にも存在し、今やさまざまな場面でその対応が求められる時代になっている。摂食嚥下障害の原因には、器質的障害と機能的障害があり、一般に脳卒中や神経筋疾患によるものが多いとされている。しかしながら、近年では他疾患の入院中に嚥下障害を合併する例や、加齢、サルコペニアによる嚥下障害も多いことが知られるようになり、多様な病態に対応する機会が増えている。「大腿骨頸部骨折で入院した患者が手術後に食事を再開するとむせて食べられない」「誤嚥性肺炎を起こして初めて嚥下障害の存在に気づく」「脳卒中の既往がある在宅高齢症例で、加齢や認知症、栄養障害の合併により嚥下機能が徐々に低下する」などはよく経験するところである。

摂食嚥下リハビリテーションは誰が行なうのか？

摂食嚥下リハビリテーションは、多職種によるチーム医療であるが、どの職種が何を担当するかについては、その場にいる職種や病院、施設など環境によっても変化する。摂食嚥下機能の評価と訓練を担当するのは必ずしも言語聴覚士とは限らず、施設や在宅などで看護師や管理栄養士あるいは理学療法士がその役割を担う場合もある。患者のニーズに応じて、その場にいる職種が実行可能な役割分担を行なうチームのことをtrans-disciplinary teamと呼んでいる。摂食嚥下リハビリテーションでは、trans-disciplinary teamが有効であり、そのためには、患者にかかわるすべての職種が一定の知識と基本的な対処法を習得しておく必要がある。

本項では、管理栄養士に必要と思われる摂食嚥下機能の評価とリハビリテーションの方法について紹介する。

摂食嚥下機能の評価[1]

図1に摂食嚥下機能の評価から診断、治療方針までの流れを示す。患者の主訴や病歴の聴取、家族からの情報収集は、嚥下能力を大まかに知る手がかりとなり、新たな嚥下障害を発見するなどスクリーニングの役割もある。

1. 嚥下障害の症状

食事中にむせる、飲み込みにくいなど自覚症状が明らかな場合もあるが、食思不振や嗜好の変化、食事時間の延長など、外からではわかりにくい症状も多い。患者本人、家族から食事に関する情報（食事回数、食形態、摂取量、補助食品の利用など）と嚥下の様子を聴取する。実際の食事場面では、嚥下の各期で**表1**のような症状がないか確認するとよい。

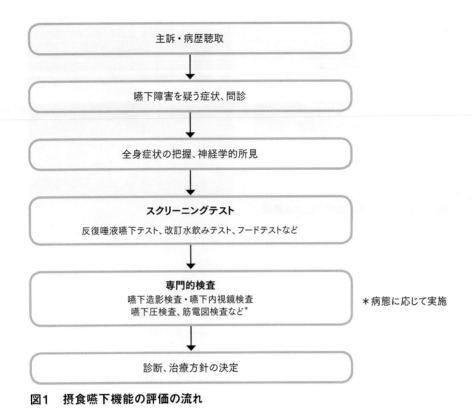

図1 摂食嚥下機能の評価の流れ

表1 嚥下障害を疑う症状

stage	症状
先行期	・覚醒不良、意識障害 ・食思不振 ・食物の認識ができない ・異食 ・一口量が多い、かき込む
準備期 口腔期	・よだれが多い ・食物を取りこぼす、口からこぼれる ・うまく噛めない ・送り込みに時間がかかる ・口腔内に食物が残る
咽頭期	・食事中/食後のむせ ・食事中/食後の湿性嗄声 ・鼻から漏れる ・咽頭残留感
食道期	・食物の通過困難感 ・胃液の逆流感がある ・食後に咳が出る ・臥位になると咳が出る ・夜間に咳が多い

2. 全身症状の把握と神経学的所見

　全身症状は嚥下機能に影響する意識レベルと呼吸状態を評価する。経口摂食を開始できる前提として、意識レベルはJapan Coma ScaleでⅠ桁（開眼し会話ができる）、呼吸数20回未満、SpO_2：95％以上を目安とする。

　神経学的所見として、下顎、舌、顔面筋、軟口蓋、喉頭の動きを観察する。下顎の動きは、開口量と噛みしめる力が十分かどうかを評価する。口唇や頬の運動は、口角を横に引く、頬を膨らますなどを行ない、麻痺の有無や左右差がないか観察する。舌は前後、左右への運動とスピードを観察し、タ行とカ行の発音で舌尖および奥舌の挙上を評価する。

3. スクリーニングテスト
① 反復唾液嚥下テスト
（Repetitive Saliva Swallowing Test：RSST）[2, 3]

　患者には「できるだけ何回も"ごっくん"とつばを飲み込むことを繰り返してください」と説明する。ストップウォッチを使用し、30秒間での唾液嚥下回数をカウントする。嚥下障害患者では、1回目の嚥下が可能であっても2回目以降に時間がかかり、不完全な喉頭の上下運動を繰り返すことが観察される。3回未満／30秒間を異常と判定する。

② 改訂水飲みテスト
（Modified Water Swallowing Test：MWST）(表2)[4]

　3 mLの冷水をシリンジで口腔底に注入し、指示にて嚥下させる。結果は5段階で判定し、段階4以上であれば、最大でさらに2回繰り返し、最も悪い場合を評価とする。段階3以下で嚥下障害が疑われる。認知症患者では、シリンジを口元に持っていくと開口しなかったり、頸部が過伸展することがあるので、その場合はスプーンを用いてテストを行なってもよい。頸部聴診法とSpO_2測定を併

表2 改訂水飲みテスト（MWST）の判定基準

1 a	嚥下なし、むせなし、湿性嗄声 or 呼吸変化あり
b	嚥下なし、むせあり
2	嚥下あり、むせなし、呼吸変化あり
3 a	嚥下あり、むせなし、湿性嗄声あり
b	嚥下あり、むせあり
4	嚥下あり、むせなし、呼吸変化なし、湿性嗄声なし
5	4に加えて追加嚥下が30秒以内に2回可能

用することで誤嚥検出の精度を高めることができる。水3 mLで問題なく嚥下できる場合には30 mLの水飲みテストを実施する。

③ フードテスト
（Food Test：FT）(表3)[5]

　ティースプーン1杯（約3〜4 g）のプリン、粥または液状食品を介助にて口腔内に取り込ませ、指示嚥下させる。1回の嚥下ごとに口腔内を確認し、食物残留および部位を評価する。口腔内の残留部位は舌上を中心に口腔前庭および口蓋を観察し、左右差があれば

第1部 摂食嚥下障害の病態と嚥下機能評価

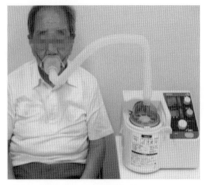

図2　咳テストの実施場面

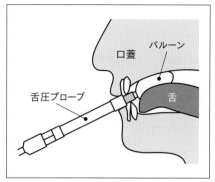

図3　舌圧測定器(JMS)による評価

表3　フードテスト(FT)の判定基準

1 a	嚥下なし、むせなし、湿性嗄声 or 呼吸変化あり
b	嚥下なし、むせあり
2	嚥下あり、むせなし、呼吸変化あり
3 a	嚥下あり、むせなし、湿性嗄声あり
b	嚥下あり、むせあり
c	嚥下あり、むせなし、湿性嗄声なし、呼吸変化なし 口腔内残留あり
4	嚥下あり、むせなし、呼吸変化なし、湿性嗄声なし 口腔内残留あり、追加嚥下で残留消失
5	4に加えて追加嚥下が30秒以内に2回可能 口腔内残留なし

記録しておく。判定はMWSTと同様であるが、1回の嚥下ごとに口を開けてもらい、口腔内残留を評価する点で異なる。嚥下障害患者では、口腔残留と咽頭残留は相関があるといわれている。

フードテストでは、咀嚼を必要としない食品を用いることが多いが、患者に適した食形態を決定するためには、咀嚼嚥下を評価する必要がある。硬さ、付着性、粘度の異なるさまざまな固形食を摂食試行させることで、食物の取り込みから咀嚼・食塊形成、送り込み、嚥下までの一連の咀嚼嚥下を評価することができる。咀嚼嚥下のテスト食品としては、ソフトせんべい、クッキー、米飯などを用いる

のが適切と思われる。市販の咀嚼開始食品(プロセスリード®、大塚製薬工場)やユニバーサルデザインフードを利用してもよい。

④咳テスト(図2)[6]

誤嚥した際には、気道を防御する反応として、むせ(咳反射)が起こることが重要である。咳反射の評価は、クエン酸などの刺激物を吸入させて気道防御の感受性をみる咳テスト(Cough Test：CT)が有用である。CTは超音波ネブライザを使用し、1%クエン酸水溶液を最大で1分間吸入させ、咳の誘発が4回以下の場合を咳反射の異常と判定する。誤嚥性肺炎患者では、咳反射が低下していることが報告されており、CTは不顕性誤嚥のスクリーニングテストとしても利用できる。

⑤舌圧測定(図3)

舌の筋力は舌圧測定器(JMS)により簡便に評価することができる。舌圧プローブを患者の口腔内に挿入し、風船をふくらませ口蓋方向に対して前舌部で強く押し上げるように測定する。田中らは舌圧が20kPa以上あることが、常食摂取可能かどうかの判断基準になると報告しており参考になる[7]。

4.嚥下造影検査(VF)、嚥下内視鏡検査(VE)

VF・VEはすべての嚥下障害患者に行なうわけではない。3.①〜⑤のスクリーニングテストのみで経口摂取開始の可否や食形態の調整を判断できる場合も多い。ただし、不顕性誤嚥(むせのない誤嚥)が疑われる場合や咽頭期の嚥下障害が強い症例に対してはVF・VEによる精査を行なう。

摂食嚥下リハビリテーション

1)間接訓練

間接訓練は食物を用いない基礎的訓練であり、嚥下関連器官の運動訓練、筋力強化、協調訓練を実施する。嚥下障害の症状を注意深く観察し、原因となる病態に応じた間接訓練を選択することが大切である。表4に嚥下障害の症状と原因、適応となる間接訓練の例を挙げた[8]。一つひとつの症状は複数の原因から生じていることも多く、種々の間接訓練を組み合わせて実施する。以下、代表的な間接訓練について紹介する。

①舌の運動訓練

舌の可動域拡大訓練として、舌の突出-後退運動、左右運動を行なう。舌尖部の運動は、大きく開口した状態で、上顎前歯の付け根

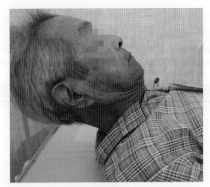

図4　頭部挙上訓練

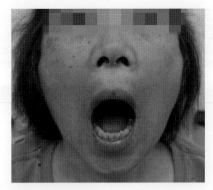

図5　開口訓練

を押し付けるように挙上させる。奥舌の動きは「カ行」を発音させることや、綿チップを押しつぶす訓練により誘導する。舌背挙上訓練は、舌の筋力強化を目的とした方法であり、一定の強い負荷をかけて実施することが重要である[9]。舌背で綿チップや舌圧子を強く押し上げる訓練や、前述の舌圧測定器を用いた訓練が有効である[10]。

②舌骨上筋群の筋力強化

嚥下時に喉頭挙上量が不足する患者には、舌骨上筋群に対する筋力増強として、頭部挙上訓練や開口訓練、嚥下おでこ体操などを行なう。頭部挙上訓練は、仰臥位で両肩を床につけたまま、足の爪先を見るように頭頸部の屈曲動作を行なう（図4）。原法では、頭頸部屈曲を1分間持続したあと、1分間の休息を入れ、この運動を3回行ない、その後に30回の反復運動を繰り返す[11]。原法どおりの方法では負荷が強い場合が多いので、実際には患者ごとに運動強度や回数を調整し、少し疲れるくらいを目安に実施する。頭部挙上訓練の実施が困難な患者では、開口訓練[12]（図5）、徒手的抵抗による頸部筋トレーニング（図6）、嚥下おでこ体操などを行なってもよい。

③口腔ケア

意識障害がある患者であっても、口腔ケアや感覚刺激入力、他動運動などの間接訓練を行なうことで、意識状態の改善や嚥下関連器官の廃用予防につながる。口腔内の感覚刺激がサブスタンスPの増加と嚥下反射惹起を改善させるという報告もあり[13,14]、口腔ケアは口腔内の細菌数を減らすだけでなく、間接訓練の要素も兼ねている。

④咳嗽訓練

誤嚥時には、強い咳を出すことにより唾液や食物を排出することが重要である。咳嗽訓練は深呼吸から開始し、「大きく息を吸い込む」→「息をしっかり止める」→「強く咳をする」のパターンで繰り返し行なう。うまく咳嗽ができない場合は、大きく息を吸い込んだあとに、強く、速く息を吐き出すハフィング（強制呼気）の訓練を行なう。

2）直接訓練

直接訓練は食物を用いる訓練であり、いかに誤嚥をコントロールし、安全かつ段階的に摂食訓練を進めることができるかがポイントになる。前述した間接訓練だけを繰り返していても経口摂取能力の向上は期待できない。誤嚥リスクを考慮したうえで、ごく少量から

表4　嚥下障害の症状に応じた間接訓練

stage	症状	原因	適応となる間接訓練
準備期口腔期	取り込み障害 口からこぼれる 咀嚼・食塊形成困難 送り込み障害 口腔残留	歯牙欠損、義歯不適合 口唇閉鎖不全 顔面筋の筋力低下 感覚障害 舌運動障害、筋力低下	開口-閉口訓練 口唇閉鎖訓練 顔面筋の運動訓練 口腔ケアによる感覚刺激 咀嚼訓練 舌の可動域拡大訓練 舌の筋力強化（舌背挙上訓練）
咽頭期	むせ（誤嚥） 湿性嗄声 鼻から漏れる	嚥下反射の惹起遅延/不全 喉頭挙上量の不足 喉頭閉鎖不良 咽頭収縮不全 食道入口部開大不全 鼻咽腔閉鎖不全	前口蓋弓冷圧刺激 舌骨上筋群の筋力強化 （頭部挙上訓練、開口訓練、嚥下おでこ体操） 息こらえ嚥下 前舌保持嚥下法 バルーン拡張法 軟口蓋挙上訓練 呼気筋トレーニング 咳嗽訓練

＊岡田，2004を参考に作成

第1部 摂食嚥下障害の病態と嚥下機能評価

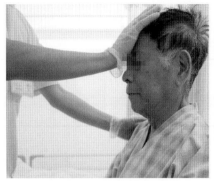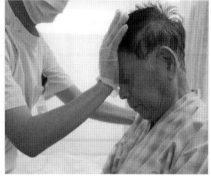

図6　徒手的抵抗による頸部筋のトレーニング

でも直接訓練を併用することが嚥下機能の改善につながる。誤嚥性肺炎の治療後に誤嚥リスクを理由に長期間の禁食が続く場合があるが、不必要な禁食はかえって嚥下機能の改善を遅らせ、嚥下関連器官および腸管の廃用症候群につながる可能性もある。食べないことによるリスクを考慮し、早期経口摂食の考え方や少量でも直接訓練を行なう取り組みも大切である。

①条件設定

経口摂食の条件設定には、食事姿勢、食形態、食事回数（時間）、介助方法、代償嚥下法などがある。摂食開始時の姿勢は、30度リクライニング位とChin-down肢位の組み合わせにより設定することが多い。これは気管と食道の位置関係を変化させ、重力を利用した口腔から咽頭への送り込み、食道入口部（梨状窩）への誘導と誤嚥防止肢位の目的で実施する。しかしながら、リクライニング位よりも上体をしっかりと起こしたほうがうまく嚥下できる患者も経験する。嚥下の際の反応や頸部・体幹の緊張状態、食形態などを考慮し、食事姿勢は患者ごとに調節することが重要である。直接訓練の際に用いる姿勢調整法と代償嚥下手技については**表5**を参照されたい。

②咀嚼嚥下を考慮した直接訓練

直接訓練は食形態の難易度を調整し段階的に行なっていく。嚥下障害の病態や重症度に応じて、ゼリー、ペースト食から開始し、きざみ調整食、軟菜食、普通食へと移行するのが一般的である。ゼ

表5　直接訓練に利用する姿勢調整、代償嚥下手技

	嚥下障害の症状	方法、期待される効果
リクライニング位	舌による送り込み障害 むせる（誤嚥）	30〜60度リクライニングとChin-down肢位を組み合わせる。舌運動障害に対し、重力を利用した口腔から咽頭への送り込みが可能になる。解剖学的変化から、気管が上になり誤嚥が減少する。
Chin-down肢位 （頸部前屈）	咽頭残留 むせる（誤嚥）	気管口が狭くなるため喉頭閉鎖が改善し、誤嚥が減少する。咽頭も狭くなるため、嚥下圧が上がる。喉頭蓋谷が広がるため、食物のスペースができ、嚥下反射が遅延する症例に有利。
横向き嚥下 （頸部回旋）	咽頭残留 むせる（誤嚥）	頸部を左右のどちらか一方に回旋すると、反対側へ食物を誘導できる。左側の咽頭通過が不良である場合は、左側に頸部を回旋すると、食物は右側を通過する。食道入口部が開大しやすくなる。
奥舌に食物を置く	口からこぼれる 舌による送り込み障害 口腔残留	口の浅いスプーン等で食物を奥舌部に挿入する。舌運動障害により、口腔から咽頭へ送り込みができない患者に有効。
摂食ペース、一口量の調節	掻き込む、ペースが速い 口の中に溜め込む 一口量が多い	スプーンのサイズを小さくする、一品ずつ提供する、全介助にする、声かけ等により、ペーシングと一口量を調節する。
複数回嚥下	口腔残留 咽頭残留	嚥下後に唾液の嚥下（空嚥下）を行なう。複数回嚥下により、口腔/咽頭残留の減少/除去に有効。
交互嚥下	咽頭残留 むせる（誤嚥）	咽頭残留する場合、異なる形態を交互に嚥下すると、残留物の減少/除去に有効。固形物を嚥下したあとに液体、とろみを嚥下したあとにゼリーなど。
息こらえ嚥下	湿性嗄声（ゴロ音） むせる（誤嚥）	鼻から息を吸い込み、しっかりと息を止めたまま嚥下する。嚥下時の声門閉鎖が強化され、液体など誤嚥防止に有効である。
随意的な咳	湿性嗄声（ゴロ音） むせる（誤嚥） むせのない誤嚥	食事の際、意識的に咳払いを行なう。声帯付近に貯留した食物や誤嚥物が排出される。

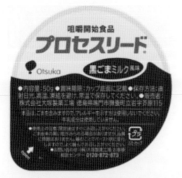
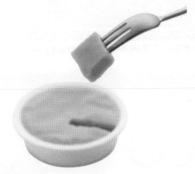

図7 咀嚼開始食品（プロセスリード®、大塚製薬工場）

リーやペーストなど、いわゆる丸飲みができる嚥下とは異なり、固形物では咀嚼嚥下の過程（プロセスモデル）に配慮する必要がある[15]。プロセスモデルのポイントは咀嚼中に食物は咽頭に進行すること（stage II transport）、液体と固形物の二相性食品では、液体のほうが先に咽頭へ進行するという点である。したがって、嚥下反射が遅延する場合や、嚥下時の喉頭閉鎖が不良な症例では、みそ汁などで具を咀嚼している最中に誤嚥を生じることがよくある。

訓練は用いる食品の物性により、咀嚼嚥下の難易度調整を行なう。ソフトせんべいやかっぱえびせんは、硬さと凝集性の面から咀嚼訓練に適している。ただし、これらの食品は、付着性が高く口腔内に残留しやすいこと、咀嚼すると溶けて体積割合が少なくなるという特徴がある。クッキーはある程度の硬さがあり、凝集性も低いため咀嚼の難易度は高くなるが、咀嚼と食塊形成を訓練する食品として有用である。食品の物性（硬さ、凝集性、付着性）を考慮し、咀嚼嚥下訓練の難易度調整を段階的に行なっていくことが大切である。

市販の咀嚼開始食品を利用してもよい。プロセスリード®は、咀嚼を必要とする硬さを有するが、嚥下時にはペースト状となり、咀嚼から嚥下までの一連の過程を安全に訓練できる食品である（**図7**）。例として、ペースト食から咀嚼が必要なきざみあんかけ食への移行期間に、咀嚼嚥下訓練食として咀嚼開始食品が利用できる。

おわりに

2016年には公益社団法人日本栄養士会の事業として、「摂食嚥下リハビリテーション栄養専門管理栄養士」（略：摂食嚥下リハ栄養専門管理栄養士）の認定制度が開始された。摂食嚥下リハビリテーションと栄養管理は切り離すことのできない関係であり、管理栄養士が果たす役割は大きい。医療機関、介護関連施設、在宅（地域）など幅広いフィールドにおいて、摂食嚥下障害に関する専門的知識と技術をもった管理栄養士が活躍することに期待したい。

【参考文献】
1) 才藤栄一, 向井美恵監修：摂食・嚥下リハビリテーション 第2版. 医歯薬出版, 2013
2) 小口和代, 才藤栄一, 他：機能的嚥下障害スクリーニングテスト「反復唾液嚥下テスト」（the Repetitive Saliva Swallowing Test：RSST）の検討(1)正常値の検討. リハ医学 37：375-382, 2000
3) 小口和代, 才藤栄一, 他：機能的嚥下障害スクリーニングテスト「反復唾液嚥下テスト」（the Repetitive Saliva Swallowing Test：RSST）の検討(2)妥当性の検討. リハ医学 37：383-388, 2000
4) 才藤栄一：「摂食・嚥下障害の治療・対応に関する統合的研究」総括研究報告書. 平成13年度厚生科学研究費補助金（長寿科学総合研究事業）. 1-17, 2002
5) 戸原玄, 才藤栄一, 他：Videofluorographyを用いない摂食・嚥下障害評価フローチャート. 日摂食嚥下リハ会誌 6：196-206, 2002
6) 若杉葉子, 戸原玄, 他：不顕性誤嚥のスクリーニング検査における咳テストの有用性に関する検討. 日摂食嚥下リハ会誌 12：109-117, 2008
7) 田中陽子, 中野優子, 他：入院患者および高齢者福祉施設入所者を対象とした食事形態と舌圧, 握力および歩行能力の関連について. 日摂食嚥下リハ会誌. 19：52-62, 2015
8) 岡田澄子：間接訓練. 清水充子編, 言語聴覚療法シリーズ15 摂食・嚥下障害. 健帛社, 東京, 69-74, 2004
9) Robbins J, Kays SA, et al：The effects of lingual exercise in stroke patients with dysphagia. Arch Phys Med Rehabil 88：150-158, 2007
10) 倉智雅子編：言語聴覚士のための摂食・嚥下障害学, 医歯薬出版, 2013
11) Shaker R, Kern M, et al：Augmentation of deglutitive upper esophageal sphincter opening in the elderly by exercise. Am J Physiol 272：G1518-G1522, 1997
12) Wada S, Tohara H, et al：Jaw opening exercise for insufficient opening of upper esophageal sphincter. Arch Phys Med Rehabil 93：1995-1999, 2012
13) Watando A, et al：Daily oral care and cough reflex sensitivity in elderly nursing home patients. Chest, 126：1066-70, 2004.
14) Yoshino A, et al：Daily oral care and risk factors for pneumonia among elderly nursing home patients. JAMA, 286：2235-2236, 2001.
15) 松尾浩一郎, 柴田斉子編, 才藤栄一監修：プロセスモデルで考える摂食・嚥下リハビリテーションの臨床-咀嚼嚥下と食機能, 2013, 医歯薬出版

Chapter 5
咀嚼運動の評価と実践 ～Interview～

生活者としての食べる力の評価とサポート

菊谷 武
日本歯科大学 口腔リハビリテーション多摩クリニック 院長

きくたに・たけし
1989年、日本歯科大学歯学部附属病院高齢者歯科診療科へ入局。2001年、附属病院口腔・介護リハビリテーションセンターのセンター長へ就任。05年に准教授、08年に教授となる。12年より現職

在宅における摂食嚥下障害の状況

当診療所は東京都小金井市にあり、外来での診療と介護保険施設や医療療養施設、在宅などに対する訪問診療によって、地域の方々の経口摂取をサポートしています。

当診療所の患者の約半数が75歳以上の高齢者です。なかでも最も多いのが脳血管疾患による後遺症としての摂食嚥下障害であり、次に多いのが認知症による摂食嚥下障害です。

当診療所には歯科医師をはじめ、医師や歯科衛生士、言語聴覚士、そして管理栄養士が在籍しており、訪問先の方の状態や状況によって、職種を臨機応変に組み替えながらチームでおうかがいしています。

実際にこうした方々のもとを訪問すると、多くの方が自身の嚥下機能に合致していない食形態を摂取しています。私たちの調査では、施設入所者の35％、在宅療養者の68％が自身の嚥下機能と合致していない食形態を摂取しており、嚥下機能よりも高い食形態を食べている方、嚥下機能よりも低い食形態を食べている方の割合は、いずれも半々でした。

厚生労働省の調査によると、老健から在宅に戻った方々のうち、1年後も在宅で暮らしていた方は、わずか8％だったそうです。本調査によると、1年後も在宅で生活できた方とできなかった方の違いは、①口腔ケアの自立、②排泄の自立、③副食がペースト食以上の食形態、以上の3つを挙げています。

在宅療養されている方々の多くは独居、もしくは老老介護であり、ペースト食などを自宅でつくることが困難です。また、自宅へペースト食以下の形態の食事を提供してくれる宅配食業者も多くありません。したがって、ペースト食以下の食形態を喫食されている方々は、在宅で生活していくことは難しいと言えます。周知のことですが、ペースト食は咀嚼を必要としない食形態です。したがって、私たちはご高齢の方々に対し、咀嚼が可能かどうかをしっかりと評価し、咀嚼が不可能であればしかるべき対策を講じなければなりません。そうでなければその方々は、誤嚥や窒息と隣り合わせな状態で在宅での生活を送らなければならないのです。

日常生活の中での咀嚼運動の評価

咀嚼機能の評価において、私たちが重要視していることは、いつもの場所でいつものように食べていただくことです。その方の目の前にある食事の物性を認識し、食べる量やスピードをコントロールできているかどうか？ まず、先行期にかかわる認知機能について評価しなければなりません。私た

ちの訪問診療の目的は、その方が今の生活の中で誤嚥や窒息をすることなく、その人らしく生きていくために支援することですから、その方のいつもの生活環境の中でいつものように食べていただかなければ正しい評価にはつながらないのです。

咀嚼とは、口腔内で食物を噛んでいる状態のみを指すものではなく、目の前のものを食べようとする時、それを口腔内で処理可能な適切な量をとらえて口に入れ、その物性を嚥下するためにどのくらいの咀嚼が必要か判断しながら噛んで食塊にまとめるまでの一連の運動を指します。口に入れたものはすぐさま舌で奥歯へ運ばれ、そこで粉砕されながら舌と上下の顎の動きで唾液と混ぜられ、安全に飲み込める食塊へ調整されて咽頭へと移送されます。口腔内で処理できない量を口に入れる、咀嚼を必要としないペースト状のものを噛もうとする、一見咀嚼ができているように見えるが実は口の左右の運動が認められず単純な上下運動しかできていない。こうした状態が認められれば、それは適切に咀嚼ができていないこととなります。その後、口腔内残留がないか、嚥下時にむせはないか、あるいは嚥下後にむせが生じていないかなど、一連の食べる動作の中で一つひとつ問題点を抽出していき、不顕性誤嚥のリスクが疑われれば、嚥下内視鏡による評価をすることもあります。しかし、重要なのは上記のような食べること全体の評価であり、咽頭での嚥下の最後のフェーズのみを評価するだけでは十分ではありません。嚥下内視鏡検査は在宅でも実施可能であり、咽頭の動きをリアルに観察できるという有益な方法ですが、万能というわけではありません。外来などで嚥下内視鏡検査をする場合、こちらで用意した食事を指示された量だけ口に入れていただくことになるため、普段食べている様子が反映されにくいというデメリットがあります。たとえば、その方の誤嚥の原因が一口量の多さだったとして、いつもの場所でいつものように食べる様子を観察することなく、また、外来で咀嚼運動評価をすることなく嚥下内視鏡検査を行なったとしたら、その方の誤嚥のリスクはなしという評価になるかもしれません。あるいは今、ペースト食を喫食している方が咀嚼を要する食品を食べることができるかどうかを評価する時、嚥下内視鏡だけを使ってペースト食を食べている状態を観察しても、咀嚼運動の評価がされていない以上、適切な評価にはつながりません。

大切なのは、食べている状態を多職種で観察し、食べること全体を評価することです。嚥下内視鏡検査ができるのであれば、咀嚼運動評価と併せて行なうとより正確な評価につながると思いますが、すべての施設で嚥下内視鏡検査ができるわけではありません。食べる機能の全体を評価し、ご高齢者の食べる力の支援につなげてほしいと思います。

咀嚼開始食品を使った評価法と症例

喫食時の観察による評価と嚥下内視鏡検査を組み合わせた評価方

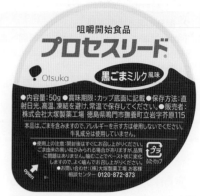

写真 咀嚼開始食品「プロセスリード®」(大塚製薬工場)

法として、私たちは最近、咀嚼開始食品「プロセスリード®」(大塚製薬工場、**写真**)を用いた咀嚼運動評価を行なっています。プロセスリード®は咀嚼が必要な硬さを有する食品であり、咀嚼によって口腔内で飲み込みやすい食塊に調整され、嚥下時にはペーストと同等の食形態を保つという特性があります。

まず、抹茶味と黒ごま味という2つの色の異なったプロセスリード®から規格化された型抜きを用いて2gの半円柱を切り出し、色の異なる2つの試験食の半円柱を組み合わせて4gの円柱を作成します。これを被験者に咀嚼してもらい、咽頭流入してくる時のプロセスリード®の状態を嚥下内視鏡で観察します。しっかりと咀嚼ができているのなら、2つの色と形がわからない状態で咽頭流入してきますし、咀嚼ができていない場合は、色や形が残った状態で咽頭流入してきます。咽頭に流入するプロセスリード®の形態と、それを咀嚼している際の口の動きの両方から咀嚼運動を評価するのです。咀嚼運動評価の指標は**表1**のとおりです。

第1部 摂食嚥下障害の病態と嚥下機能評価

表1 咀嚼運動評価

1. **正常な咀嚼運動**
下顎の咀嚼側への偏位があり、口角の咀嚼側への牽引も認められ、口唇は閉鎖したままである。
2. **問題のある咀嚼運動**
下顎の咀嚼側への偏位や口角の咀嚼側への牽引はいずれも弱いが認められる。または、下顎の側方への大きすぎる動きが見られる。
3. **咀嚼運動なし**
下顎の上下運動が可能であるが、下顎の咀嚼側への偏位や口角の咀嚼側への牽引は認められない。

表2 退院時多職種カンファレンスの内容

- 今回の入院によって筋力低下が見られたが、ピックアップウォーカーの仕様で歩行は可能になってきている。
- 日中は排泄可能だが、夜間はリハビリパンツとパットを利用する。
- デイサービスを再開する。
- 安静時にむせが認められ、食形態がコード2でもむせる。
- 不顕性誤嚥の可能性、少しずつゆっくり食べる。
- 水分補給は、ゼリー状のものを購入する。
- 食形態を自宅で維持するために配食サービスを利用する。
- 退院後に、口腔リハビリテーション多摩クリニックを受診する。

　実際にプロセスリード®による咀嚼運動評価を用いた症例を紹介します。

　Aさんは80歳代の男性。数カ月前、ある急性期病院を退院し「普通の食事を食べたい」という主訴があって当診療所外来を受診されました。初診時の評価は、寝たきり度B（屋内での生活は何らかの介助を要し、日中もベッド上での生活が主体であるが、座位を保つことは可能）、要介護度2、mRS4（日本版脳梗塞判定基準：比較的高度の障害があるため、介助なしでは日常の生活を行なうのが難しい状態）、意識レベル（JCS）清明でした。認知症の程度は不明であり、BMI24.2kg／㎡、血清アルブミン値3.5g／dℓと栄養障害はないと考えられました。摂食嚥下障害の現疾患は、2年前の多発性脳梗塞と生理的加齢変化が考えられ、既往に誤嚥性肺炎（2年間で3回）、右大腿骨骨折、前立腺肥大がありました。また、Aさんには排尿障害があり、その治療薬と抗血小板薬、胃酸抑制剤をそれぞれ服用していました。

　喫食状況ですが、急性期病院に入院中は日本摂食・嚥下リハビリテーション学会嚥下調整食学会分類2013（以下、学会分類2013）のコード1、2の食形態。水分はゼリー飲料でした。当診療所初診時、在宅では学会分類2013のコード2の市販介護食を摂取していました。

　食事はもともとむせながら常食を摂取されており、数カ月前、昼頃に起立しようとしましたが、全身脱力のため立ち上がれなかったそうです。この時、38度の熱が認められ、全身脱力により、急性期病院を救急受診。誤嚥性肺炎の診断となりました。同院歯科にて嚥下造影検査を施行。結果、学会分類2013によるコード1、2の食形態となりました。退院前にAさんの家族も参加した多職種カンファレンスが行なわれ、私もそこに参加しました。本カンファレンスの内容について、**表2**に示しました。初診時の嚥下内視鏡検査の結果、唾液の貯留はほとんどなく、咽頭内・喉頭内の麻痺はなし。声帯下に誤嚥物があり、不顕性誤嚥が疑われ、摂食嚥下障害臨床的重症度分類（DSS）の評価は4（水分誤嚥）となりました。さらに嚥下造影検査を行なうと、緩慢な咀嚼、口腔移送不良（舌運動の協調性低下）、舌骨の移動不良、喉頭侵入があり随意的な咳反射はなしと評価されました。以上の結果をもって、**表3**の初回指導内容と目標が示されました。当面、食形態については現状の市販の介護食（コード2）を継続としました。また、Aさんの口腔内にはプラークが沈着し、う蝕・残根・動揺歯が認められ、義歯にも多量のデンチャープラークが認められました。そのため、歯科治療を開始し、週3回のデイサービスでの口腔ケアを依頼しました。

　1週間後、再診して「普通の食事が食べたい」というAさんの希望の実現に向けて、プロセスリード®を用いた咀嚼運動評価を行ないました。結果、プロセスリード®を臼歯部に移送後、咀嚼運動が認められ、咽頭に流入してきたプロセスリード®の試験食は2色が混じり合っていることが確認できました。そこで食形態を学会分類2013のコード3とし、歯科治療を継続しながら、間接訓練を実施。現在、食形態は学会分類2013のコード4の摂取も可能となっており、摂取可能な食品のバリエーションが増加しました。

　図にAさんの経過を示します。今回の症例は、入院時から多職種で患者情報を共有できたことにより、食事環境の設定だけでなく、サポート体制を整えることができました。また、プロセスリード®を用いた咀嚼運動評価など、専門的な評価法を行なうことにより、食形態をステップアップすることが可能となりました。こうした環境が整備されたことが誤嚥性肺炎

表3 初回指導内容と目標

問題点	対応
・咽頭残留 ・水分、食物の不顕性誤嚥 ・キーパーソン(妻)の介護力不足	・食事環境の調整 （ペーシング、一口量） ・10口に1度の咳の習慣化 ・多職種との情報共有、連携

短期目標	長期目標
・安全な経口摂取方法の確立	・誤嚥性肺炎の再発予防

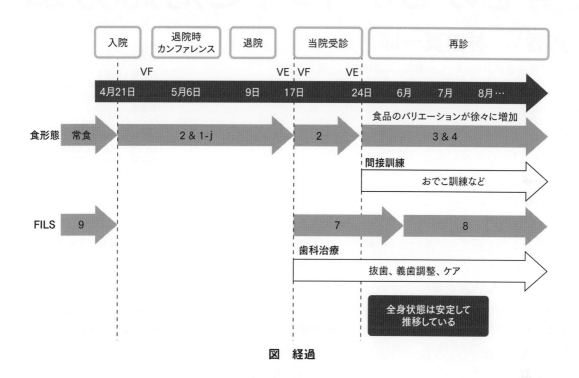

図 経過

の再発リスクの軽減につながり、「普通の食事が食べたい」というAさんの希望に近づくことができました。

これまで咀嚼運動の評価においては、レトルトの介護食品を使わざるを得ない状況であり、形態の安定した咀嚼運動の検査食が望まれていました。今回、プロセスリード®という咀嚼運動評価の検査食として安定した形態の製品が誕生したことで、評価の標準化につながることとなりました。今後、摂食嚥下リハビリテーションに携わる専門職の方々は、嚥下機能の評価だけでなく、咀嚼運動を含めてトータルに咀嚼嚥下機能を評価し、患者さんの「食べたい」という希望実現につなげていただきたいと思います。

Chapter 6
摂食時の姿勢の評価

安全においしく食べるための姿勢をみるポイントと対応方法

岡﨑裕香[1]　林田真一郎[2]

一般社団法人 是真会 長崎リハビリテーション病院　言語聴覚士[1]　理学療法士[2]

おかざき・ゆか
2001年、医療法人近森会近森リハビリテーション病院に入職。08年、一般社団法人是真会長崎リハビリテーション病院に入職し、現在に至る。言語聴覚士

はやしだ・しんいちろう
2007年、一般社団法人是真会長崎リハビリテーション病院に入職し、現在に至る。理学療法士

はじめに

もしも、皆さんが崩れた姿勢や不安定な格好のまま食べ物を食べたとしたら、おいしいと味わうことができるでしょうか。噛みやすさや飲み込みやすさはどのように感じるでしょうか。

私たちが食事の際にとる"姿勢"は、摂食嚥下機能と強く関連していることが知られています[1]。まさに食事中の"姿勢"は、食べる時の安全性（誤嚥しない、たとえ誤嚥してもしっかり咳ができるなど）やおいしさ（見た目、食感、味覚、周囲の環境など）を確保するうえで、とても重要な役割を果たしているのです。

そのようなことから、私たち理学療法士や言語聴覚士、作業療法士（以下、セラピスト）が摂食嚥下障害患者の食事場面にかかわる場合、摂食嚥下機能はもちろん、食事の時の"姿勢"についてもしっかりかかわることが重要となります。

そこで本稿では、摂食嚥下障害に加え、座位姿勢にも問題を抱えることが多い脳卒中患者を想定し、セラピストがどのような視点で食事の姿勢を評価しているのかについて整理することにします。そして、摂食嚥下障害に対応する多くの専門職が現場で実践できる姿勢に関する観察のポイントや対応方法についても紹介します。

セラピストが食事の姿勢を評価する時の視点

1）食べる（摂食嚥下）時の"基本姿勢"を理解する

私たちが食事を安全においしく食べるためには、身体各部位を必要な位置に変化させたり、あるいは静止させたりする姿勢の調整を必要とします。そのことから、私たちは、とりたい姿勢にすぐに変化できるように準備しておくことや、いつでも静止ができるような態勢を整えておくことが重要となり、その準備態勢がここで理解しておきたい"基本姿勢（食べる際に最も頻度が高く中心となる姿勢）"となります。

「いすでの座位」を想定した場合、臀部を座面奥にしっかりと引き（なるべく背もたれに頼らない）、頭部—頸部—肩甲帯—体幹—骨盤—下肢が前後、左右へ大きく傾くことがなく、しっかりと両足底が床に接地していることが基本姿勢となります（**図1**）。

2）摂食嚥下のプロセスに応じた姿勢を想定して評価する

正常な摂食嚥下のプロセスは、①空腹や食べ物を認識し、認識した食べ物を口まで運ぶ（先行期）、②口の中に取り込み、咀嚼し、食塊形成する（準備期）、③食塊を口腔から咽頭まで送り込む（口腔期）、④嚥下する（咽頭期）、⑤食道から胃まで運ぶ（食道期）までと複数の工程（機能）で構成されています（摂食嚥下の5期モデル）[2]。したがって、その一つひ

Chapter 6

摂食嚥下のプロセスに応じた座位姿勢の特徴（評価のポイント）

■先行期における姿勢の特徴

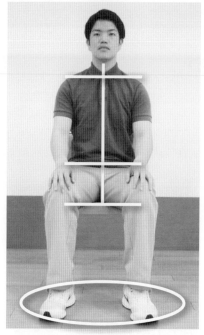
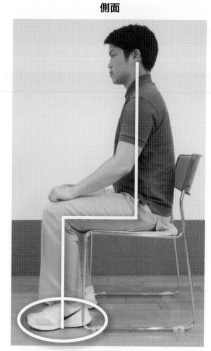

＊両足底が床に接地しており、骨盤・肩甲帯はいすに対して平行、体幹はまっすぐになっています
図1　座位の基本姿勢

いすに座って食事をする場合、頸部が前屈しすぎて、下を向いたままの状態であったり、後屈して天井を仰いだりするような姿勢では、食べ物を目で見て確認することができないために、自分の好きな物かどうかを判断することができません。さらには、どの料理を、どの順番で、どれくらいの量を、どのような道具を使用して食べるかなどの意思決定を適切に行なうこともできません。そのため、前述した基本姿勢を確保し、食べ物や食器など食事にかかわる物や空間などを自ら把握しやすい姿勢が必要となります（図2-a）。

次に、食べ物を口元まで運び、取り込む、いわゆる捕食動作時は、上肢と手指の動きも伴うため、上肢と手指がなるべく自由に動かせるような姿勢が求められます。滑

とつの工程を安全かつ効率的に遂行するためには、各工程に適した頭部や頸部、体幹など身体部分の位置関係を変化させていく必要があり、普段、私たちが食事をする際には、何気なく（意識することなく）、その姿勢変化を行なっています。各工程に適した姿勢を想定しておくことが重要で、セラピストは想定した姿勢と実際の患者の摂食嚥下時の姿勢とを照らし合わせながら評価していきます。

3）患者自身がとりたい姿勢を選択する能力、調整する能力に着目して評価する

摂食嚥下障害を呈する患者の多くは、脳卒中などによる脳損傷で運動麻痺や感覚障害、高次脳機能障害などが存在しています。これらの障害に伴って、自分がとりたい姿勢、または保持したい姿勢を選択する能力や、その選択した姿勢を変化・保持するために身体を調整する能力に問題を生じます。

セラピストは、姿勢を選択したり、調整したりする能力が、何が要因で、どの程度障害されているのか、さらに摂食嚥下のどの工程で問題が生じているかに着目して評価していきます。

a 先行期（認知）　　b 先行期（捕食動作）　　c 準備期

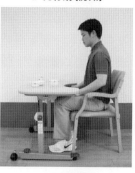
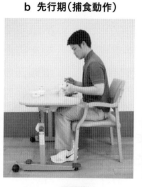
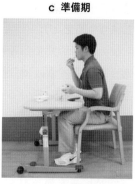

d 口腔期　　e 咽頭期　　f 食道期

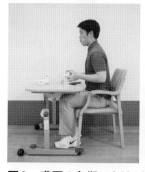
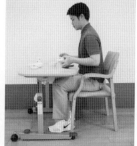

図2　嚥下の各期における姿勢の特徴

り座りや体が傾いているなどの崩れた姿勢では手の自由度が低くなる[3]ため、基本姿勢をなるべく保持する安定性が求められます。また、捕食動作時は、箸やスプーン等で運ばれてきた食べ物に口唇が近づくように頭部や頸部が過度に前屈しないよう体幹を中心とした前方への移動も必要となります（図2-b）。

■準備期における姿勢の特徴

食べ物を取り込む際は、先行期に引き続き体幹を前方に移したまま、頭部をわずかに後屈し、口に運んだ食べ物をこぼさないようにします（図2-c）。

また、準備期では咀嚼が重要であり、頭部や頸部が過度に前屈、あるいは後屈していると、咀嚼時の下顎の運動を制限してしまうため、咀嚼を行なううえでは、基本姿勢にあることが重要です。嚥下訓練時によく見られるリクライニング30度などの姿勢では、咀嚼効率が低下する[4]と言われています。

■口腔期における姿勢の特徴

食塊を口腔から咽頭まで安全かつ効率的に送り込むためには、舌の運動機能が発揮しやすい姿勢が重要となります。たとえば、頭部、頸部が過度に前屈や後屈をしていると、舌の送り込みにかかわる動きも制限されてしまうため、なるべく基本姿勢を確保することが大切になります（図2-d）。ただし、スープや、固形物でも咀嚼を要さない物の咽頭への送り込みの場合は、頭部や頸部の位置を変えて調整しています。

■咽頭期における姿勢の特徴

頭部と頸部を後屈させると、嚥下時に最も重要な働きをする舌骨上筋群・舌骨下筋群が伸長されるため、嚥下反射が起こりにくくなったり、気道が開いて誤嚥しやすくなったりします。そのため、咽頭期では、嚥下を容易にし、誤嚥を防止するために、下顎を引いて頭部のみ前屈にする姿勢（下顎から胸骨まで4横指）が推奨[5]されています（図2-e）。実際、私たちも嚥下する時には瞬間的に軽くうなずいた姿勢をとっています。

■食道期における姿勢の特徴

食道通過障害や胃食道逆流がある場合には、体幹はやや背もたれにもたれかかるような後傾位の姿勢が望まれます（図2-f）。また、食後に座位保持が不十分な場合、姿勢の崩れにより食べ物の逆流のリスクが生じるため、食後2時間くらいは横にならず座位を保ち[6]、背もたれに寄りかかるなど安楽な姿勢を保つ配慮も必要です。

脳卒中患者の姿勢について

脳卒中を発症すると、摂食嚥下障害だけでなく上肢や下肢、体幹の運動麻痺や感覚障害、高次脳機能障害などが存在するために、患者自身が摂食嚥下のプロセスに適した姿勢を選択、調整する能力にも問題が生じてしまいます。

1）運動麻痺の影響

運動麻痺が生じると、自分が思ったように身体を動かすといった随意的な運動が困難となります。ここで重要なことは、手足だけではなく体幹にも麻痺が出現するということです。頭部、頸部の土台となる体幹機能が低下すると、重力に逆らって身体を保持することが困難となり、座位保持が不安定になります。たとえば、片麻痺の患者が食べ物を口に運ぼうとした際に、上肢の動きと体幹のつりあいがとれず、麻痺側に崩れてしまうことがあります。また、麻痺側の筋は随意的な運動ができないだけではなく、正常から逸脱した緊張状態を呈し、まったく動かない弛緩した状態（弛緩性麻痺）や、逆に異常に緊張した状態（痙

Chapter 6

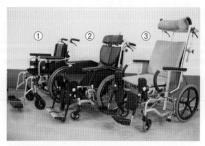

①標準型車いす
②リクライニング機能付き車いす
③チルト・リクライニング機能付き車いす

図3　車いすのいろいろ

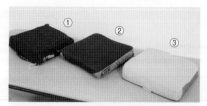

①エア系クッション（セル間の空気移動によって除圧できる）
②ウレタン・エア系クッション（前後で空気の調整ができる）
③ウレタン・ゲル系クッション（前ずれ防止ストッパーがある）

図4　クッションのいろいろ

性麻痺）となります。こうした異常な筋緊張により、身体の左右対称性が著しく損なわれ、体幹や骨盤の傾きやねじれの原因となってしまいます。結果として座位姿勢を正しく保持することができず、さらに崩れた姿勢を自分で修正することも困難となります。

2）感覚障害の影響

皮膚表面で感じる痛覚、温度感覚、触覚などの表在感覚や、筋肉、関節などから伝えられる深部感覚[7]によって、私たちは自身の身体が自身以外の外部環境に対してどのように接し、どのような位置関係にあるのかを把握しています。脳卒中患者で感覚障害を生じると、そうした自分の身体の位置情報や外部環境との位置関係がわかりにくくなるため、姿勢を一定に保てず、また姿勢が崩れているという認識も低くなってしまいます。

3）高次脳機能障害の影響

高次脳機能障害には半側空間無視・遂行機能障害などが含まれます。ここでは臨床場面で対応することが多く、麻痺側の見落としから姿勢の崩れを生じやすい半側空間無視に焦点をあてて説明します。

半側空間無視とは、「病巣の対側空間に対して注意を向けることができない現象」であり、右半球損傷後に多く認められる[8]と言われています。障害が重度であるほど、麻痺側の空間にまったく気付かなくなり、自分の身体が置かれている位置や方向などの認知ができなくなります。そのため姿勢が大きく崩れていても、自分はまっすぐな姿勢を取っていると誤って認識してしまいます。また姿勢を変化・調整する能力にも問題が生じるため、常に非麻痺側を向く姿勢となり、結果として頭部・頸部・体幹・骨盤のねじれや傾きを生じます。このように非対称的な姿勢となることで、食べ物を認知することから飲み込みまでの一連の流れが阻害されてしまうことが多々見られます。

安定した姿勢保持のための基本的対応

1）基本姿勢の確認といすとテーブルの高さの設定

いくら座位が安定している患者でも、いすやテーブルの高さがあまりにも本人に合っていなければ、姿勢は不安定となります。そこで、まずは、上述した基本姿勢（頭部―頸部―肩甲帯―体幹―骨盤―下肢が前後、左右へ大きく傾くことなく、しっかりと両足底が床に接地している状態）を確認し、基本姿勢が取れていない場合には、いすやテーブルの高さを整えることから始めましょう。高さの調整は、基本姿勢の状態で、上肢をテーブルに置く時に肘が軽くつくかつかないところを目安に、あとは患者の座位保持能力（安定性）に合わせて、肘がつく程度（高さ）や位置を微調整していくことをお勧めします。

2）姿勢の崩れを患者自身に気付かせる

姿勢の修正が自身の力で可能な患者には、すぐに身体的な介助で修正をするのではなく、声かけをして、なるべく患者自身に姿勢の崩れを気付かせ、自分の力で修正するように促していくことが、自立支援の観点からも大切です。その声かけはできるだけ「身体が左へ傾いているので、まっすぐにしましょう」、「おしりが前滑りになっているので、おしりを後ろに引きましょう」など具体的な内容にすることが有用です。

3）姿勢を安定させる物品を活用

第1部 摂食嚥下障害の病態と嚥下機能評価

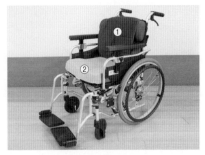

①体幹サポート⇒体幹の傾きを予防する
②クッション⇒骨盤の傾きを予防する

図5 車いすやクッションなどの選定および調整

する

声かけをしても修正が困難な患者の場合は、座面の高さや角度が調整できるいす、なければ車いす（図3）やクッション（図4）などの物品を使用して、患者の体格や姿勢の崩れ方に合わせて調整・修正（図5）を行ないます。

4）骨盤の位置を修正する

物品を調整してもなお、食事中に姿勢が崩れる患者は、時間をある程度規則的に決め（なるべく崩れる前に）、介助にて姿勢の修正を行ないます。頭部や頸部を支えるためには土台となる体幹の安定性が必要で、特に骨盤の位置（図6）や傾きが頭部・頸部にも影響を与える大きな要因となります。それらのことから、頭部や頸部の姿勢の崩れでも、頭部や頸部そのものの修正だけでなく、骨盤の位置も含めた修正が介助のポイントになります。

脳卒中片麻痺患者における姿勢修正の実践

1）中等度の左片麻痺患者の場合

正面から観察すると、足底が床面に接地しておらず、骨盤が傾斜しており、体幹は麻痺側に大きく傾斜し、麻痺側の肩が下がっていることがわかります（図7-a）。側方からの観察では、車いすの座面が高すぎることや、骨盤と体幹が後傾していることがわかります（図7-b）。この状態では、食べ物を取りにいき、口元まで運ぶ際にさらに身体が傾いてしまうことや、飲み込みにも問題を生じることが考えられます。実際の修正方法として、骨盤の位置を修正し、足底が接地するように車いすの高さやクッションを調整します。必要に応じて、体幹の側方安定性を高める目的で、車いすの背もたれに体幹サポートを取り付け、左右の対称性を確保することが大切です（図7-c・d）。

2）重度の左片麻痺患者の場合

正面から観察すると、骨盤の傾斜やねじれによって体幹が麻痺側に崩れており、さらに頭頸部は回旋していることがわかります（図8-a）。側方からの観察では、骨盤と体幹が後傾し、頭部が後屈していることがわかります（図8-b）。こうした姿勢が続くと、唾液誤嚥や、摂食嚥下機能の低下を招きやすくなってしまいます。修正ポイントとして、骨盤と足底の位置を修正し（図8-c）、体幹サポートやクッションを使用（図8-d）することで、姿勢の崩れを予防します。また、送り込みや飲み込みに問題があり、角度調整が必要な場合にはヘッドサポート（頭頸部を支える機能）やチルト・リ

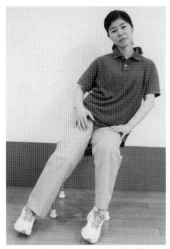
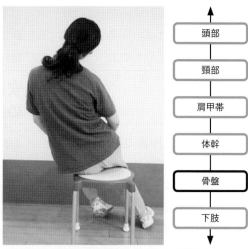

＊座位姿勢の土台となる骨盤の位置が、体幹、肩甲帯、頸部、頭部に影響を与えたり、下肢に影響を与えます

図6 骨盤が姿勢に与える影響

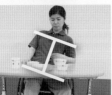 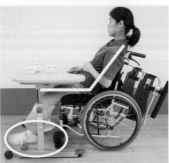 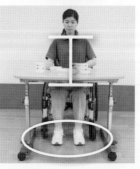 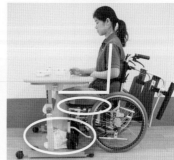

＊車いすの肘掛けは姿勢をわかりやすくするために跳ね上げをしています

図7　中等度の左片麻痺患者の姿勢修正

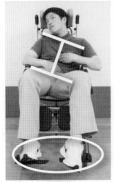 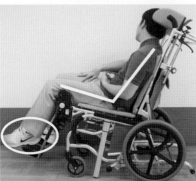 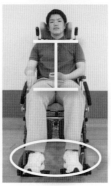 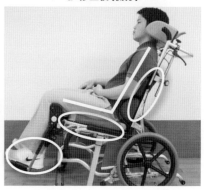

＊車いす左の肘掛けは姿勢をわかりやすくするために下しています

図8　重度左片麻痺患者の姿勢修正

クライニング機能の付いた車いす（**図3-③**）を選定し、食事の際に頭部と頸部の角度が調整できるようにします。

しかし、角度調整を行なうことで食べ物の認知ができなくなるため、食べ物を見せたり、声かけをしたりするなどの対応が必要となります。半側空間無視の場合には、顔が向いている側に壁がくるように環境調整を行ない、食事に集中できるような配慮も1つの方法です。

自発的な体動が少ない重度障害患者の場合には適宜、除圧目的で荷重のかかる背中や臀部をさするなど疼痛や褥瘡の予防的対応を行なうこともとても重要です。

おわりに

食事をおいしく食べるための支援には、摂食嚥下機能や栄養、姿勢など多様な視点から総合的に評価・分析をしていくことが必要です。そのためには、1人の力、一職種の力ではできることがかぎられてしまうため、多くの専門職の視点と協働が不可欠だと認識しています。よい姿勢で食事をすることは安全においしく食べるための基本です。本稿で述べた視点を、明日からの実際の食事場面で活用していただければ幸いです。

第1部 摂食嚥下障害の病態と嚥下機能評価

【引用文献】
1) 竹市美加, 小山珠美. 食のQOLを高める食事介助の基本技術　認知・姿勢・動作機能を高めるために. リハビリナース 2015；8(4)：18-25.
2) 井上誠. 摂食・嚥下障害患者への対応を考える前に必要な知識の整理—摂食嚥下の生理学を中心に—. 日本補綴歯科学会誌 2013；5(3)：254-64.
3) 寺本千秋. 口から食べるための包括的評価と支援技術 食事動作：小山珠美, 編. 口から食べる幸せをサポートする包括的スキル　KTバランスチャートの活用と支援：医学書院；2015. p52-5.
4) 原口裕希, 山村千絵. 健常者の体幹および頭頸部の姿勢変化が咀嚼の効率に及ぼす影響. 理学療法科学 2012；27(2)：171-5.
5) 椎名英貴. 入門講座 理学療法ワンポイントアドバイス② 摂食・嚥下障害. PTジャーナル 2003；37(2)：132-6.
6) 藤島一郎. よくわかる嚥下障害：永井書店；2001. p164.
7) 田崎義昭, 斎藤佳雄. ベッドサイドの神経の診かた改訂16版：南山堂；2008. p95-6.
8) 太田久晶, 石合純夫. 半側空間無視についてのオーバービュー. JOURNAL OF CLINICAL REHABIRITATION 2010；19(11)：1018-24.

【参考文献】
吉田剛. 脳血管障害に対する理学療法のコツ・4誤嚥予防のコツ. PTジャーナル 2012；46(9)：854-6.
高野由美子. Xアプローチの実際3姿勢の保持と安定：小山珠美, 監修. 早期経口摂取実現とQOLのための摂食・嚥下リハビリテーション　急性期医療から「食べたい」を支援するために：メディカルレビュー社；2010. p115-20.
植田耕一郎. 「食する」と高齢者の口腔ケア　摂食・嚥下リハビリテーションにおける理学療法士のアプローチ. PTジャーナル 2013；47(10)：921-7.
南谷さつき. 嚥下と姿勢および呼吸の関係. 理学療法学 2014；41(1)：34-9.
山田好秋. よくわかる摂食・嚥下のメカニズム：医歯薬出版；2004. p32-42.

Chapter 7
管理栄養士が知るべき呼吸理学療法とは？

誤嚥しても肺炎を起こさせない リスクマネジメント

藤谷順子
国立研究開発法人 国立国際医療研究センター病院 リハビリテーション科医長

ふじたに・じゅんこ
1987年筑波大学医学部卒業。2002年より現職の国立研究開発法人 国立国際医療研究センター病院 リハビリテーション科医長。リハビリテーション専門医。医学博士。日本リハビリテーション医学会評議員。日本摂食嚥下リハビリテーション学会監事

誤嚥性肺炎は、誤嚥の程度×喀出力×全身体力

本稿の題名は、「管理栄養士が知るべき呼吸理学療法とは？」であるが、実際に管理栄養士が呼吸理学療法を直接患者に指導することはまずないと思われる。ただ、摂食嚥下障害症例に対処する管理栄養士にとって、大きな課題は誤嚥性肺炎である。誤嚥性肺炎は、単なる誤嚥（嚥下機能の低下）だけではなく、喀出力に代表される呼吸機能や全身体力（栄養状態や防衛体力）の組み合わせの結果として生じるものである。であるから、呼吸機能や呼吸理学療法について知っておくことは、摂食嚥下障害に向き合う管理栄養士にとって重要なことである。

摂食嚥下障害の栄養指導は、「この食形態を食べてよいかどうか」に関連することが多く、「この食形態は誤嚥するかどうか」とも言い換えることができる。しかし「誤嚥しても喀出することができれば、結果的に安全」であり、食べられる食形態は広く設定することができる。したがって、誤嚥性肺炎の予防のために、あるいは、あなたが指導した食形態に不満の場合、嚥下機能のリハビリテーション（以下、リハ）だけでなく、呼吸リハビリテーション（以下、呼吸リハ）も頑張ってもらえば、それだけ食形態を広げられるチャンスがあるのである。

管理栄養士のあなたも、好き好んで食形態の制限を患者さんに強いているわけではない。できればいろいろなものを食べていただきたいと思っているはずだ。だから、患者さんが呼吸リハをしっかりできるように誘導することも、つまりは患者さんの益になり、それもあなたの広い意味での支援の守備範囲といえよう。幸い、理学療法士は、病院にも地域にも見つけやすいリハ職種である。理学療法士から呼吸リハの指導を受けるように、患者さんやご家族に提案したりケアマネに提案したり、主治医に提案したりしよう。

呼吸リハは「受ける」ものではなく、教わって毎日習慣的に実施するものである。「きつい」とか「痛い」ものではなく、「疲れる」ものでもない。むしろ、「気持ちよくなる」といったほうがいいようなものもある。

さらには、呼吸リハのテクニックの一部は、それほど難しくないので、あなた自身も多少患者さんやご家族に指導することはできる（そのようなお話を管理栄養士がすることに対して違和感を覚えないほど、あなたが信頼を勝ち得ていたら、である）。

呼吸理学療法・呼吸リハのいろいろ

本稿の題名は、呼吸理学療法であった。しかし一般には、呼吸リハビリテーションという言葉も広く用いられている。呼吸理学療法

第1部 摂食嚥下障害の病態と嚥下機能評価

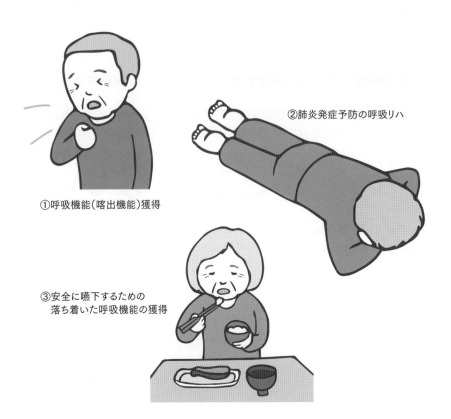

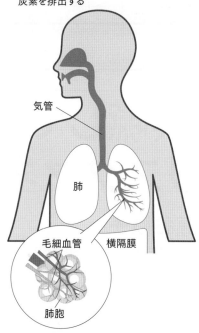

図1 呼吸とは

というと、理学療法士に何かしてもらうこと、あるいは呼吸筋そのものの訓練の指導のイメージがあり、呼吸リハというと、もう少し広いものを指すことが多い。

インターネットで検索したりするとよけい混乱する。今日、呼吸リハというと、安定期の慢性呼吸不全の運動耐用能を向上させたり、再入院回数を減らしたりするための一連の包括的呼吸リハビリテーションプログラムを指すことがあり、その中には栄養食事指導や薬剤吸入指導も含まれる。また、そこで行なわれる主な「リハビリ」「運動療法」は、自転車エルゴメーターによる全身持久力運動である。呼吸理学療法という言葉から、腹式呼吸や何となく排痰訓練を連想するのは大きな間違いである。

一方、近頃はRST（respiratory support team）というものもNST同様に存在する。これは人工呼吸器の離脱を支援する院内横断的多職種チームであり、理学療法士も含むが、メディカルエンジニアや医師も含むチームである。RST回診にも診療報酬でRST加算が算定できる。

もちろん、誤嚥性肺炎症例に対しても呼吸理学療法や呼吸リハは行なわれているが、その内容は状態によりさまざまである。

なお、診療報酬のリハビリテーション料にも呼吸器疾患リハビリテーションはある。今日、算定上、リハは疾患別となっており、脳血管疾患等、運動器疾患、心臓大血管、呼吸器、がん、難病、障害児者などとなっている。算定には、もちろんそれなりの要件があるが、ここでは述べない。

本稿では主に、誤嚥性肺炎の予防に必要な呼吸リハ（呼吸理学療法）テクニックについて概説する。具体的には、①誤嚥物を喀出するための呼吸機能（喀出機能）獲得、②慢性的な少量の誤嚥があっても肺炎の発症を予防するための呼吸リハ、③安全に嚥下するための落ち着いた呼吸機能の獲得の3分野である。

呼吸の基本を知ることがリハの基本

呼吸とは基本的には、肺胞で空気中の酸素を血液に取り込むことと、血液中の二酸化炭素を空気中に出すことである（図1）。原則的に普通の皮膚からは気体を取り込むことはできないが、体内の肺胞の内壁の膜だけはそれが可能である。喉からつながる気管は、2つに分かれた主気管支からさらに分かれ、平均24回分岐してはじめて肺胞にたどりつく。口や鼻で吸った空気がちゃんと肺胞までたどり着いてはじめて、酸素が体内に取り込まれるのである。肺胞の空気（酸素が取り込まれ二酸化炭素が多くなっている）がちゃんと外に出されて、肺胞内の空気が新しいもの（酸素の多いもの）に入れ替わるかどうか、それが呼吸機能である。息を素早く吸ったり吐

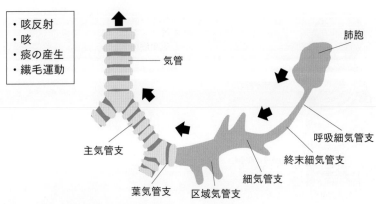

図2 肺は異物を除去できる（矢印のように痰が動く）

いたりすると、喉をスウスウ空気が上下するが、その場所では酸素は取り込まれない。肺胞にまで届いてはじめて、空気中の酸素が役に立つのである。呼吸リハの基本の1つは、肺胞にまで届く大きな呼吸を意識することである。速く浅い呼吸は、呼吸に要するエネルギーが高いわりに酸素を得られにくい（非効率的である）。また、喘息など気道が狭窄するような症例では、気道が狭窄しにくいようなゆっくりした呼吸の仕方を練習する。

そして肺には、誤嚥物などの異物を排出する機能が備わっている（**図2**）。咳反射という反射、随意的な咳、それだけではなく、細気管支などの内壁には繊毛があり、産生した痰で異物を包んで、少しずつ気道の入り口に運ぶ繊毛運動が存在する。痰を産生するだけの体力や水分の余裕がないと肺炎の回復も遅い。COPDなど呼吸器疾患では、この繊毛自体が揃っていない状態になっている。

解剖学的に肺は、上のほうが小さく、底面（横隔膜に接している面）が大きい。断面で見ると、前方には心臓があるので、背中側の肺の体積が大きくなっている。また、気管支の向きはさまざまである（**図3**）。したがって、いつも同じ姿勢で寝ている時間が長いと痰を出しきれない部分ができやすくなる。肺炎予防の指導の基本の1つが、体位交換であるのはこのためだ。

肺には筋肉はない。呼吸の運動は、胸郭の内側に肺が密着していることによるので、胸郭が動くと肺が動くのである（**図4**）。胸郭の底面は横隔膜であり、横隔膜が動くことでも肺が動く（腹式呼吸はこの原理を用いている）。

したがって、胸郭（肋骨に囲まれた部分）を動かすこと、すなわち、肋骨を動かすことが肺を大きく動かし、ひいては、肺胞の空気を入れ替えることにつながる。呼吸リハの基本の1つは、胸郭を大きく動かす能力を獲得することである。

呼吸機能の低下している症例では、便秘をしたり食べすぎたりすると、横隔膜が上に上がって肺を底面から圧迫するので息苦しくなる。COPD症例で、食事をするだけで苦しくなる（苦しくなるので食事量が減る）症例があるのは、

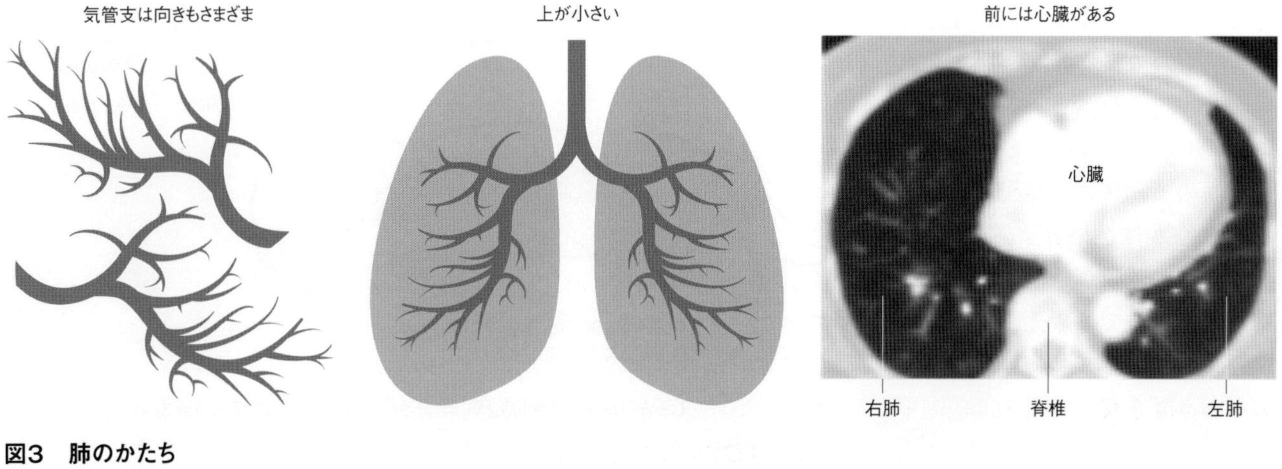

図3 肺のかたち

第1部 摂食嚥下障害の病態と嚥下機能評価

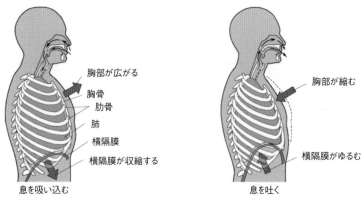

図4 胸郭を動かすことが呼吸の基本
From the Merck Manual Home Edition, edited by Robert Porter. Copyright 2016 by MSD K.K., a subsidiary of Merck & Co, Inc, Kenilworth, NJ. Available at http://merckmanualsjp-ut.merck.com/home/index.html. Accessed May 27th. 2016.

このためである。

誤嚥物を喀出するための呼吸機能（喀出機能）獲得

　誤嚥物の喀出には、素早く強い咳払いが求められる。これを読んでいるあなたも、その場で咳をしてみていただきたい。できただろうか？「息を吸ってから咳をした」のではないだろうか。でも、実際の誤嚥予防の場面では、「息を吸ってから、咳をする」ではまずい。喉頭侵入しかかっている食物や唾液を吸い込んでしまう。そうではなく、「息を吸わずに、今肺にある空気だけで咳をする」ことが重要である。短く・強く、腹筋をきゅっと引き込むような咳である。

　このような喀出機能を獲得するには、咳や呼気そのものを練習することと、腹筋背筋を鍛えることの両者が重要である。強い呼気を練習するためには、吹き戻しを吹いたり、風船を膨らます練習も役に立つ（もっとも、子どもっぽいことなので、続けて実施してくれるかどうかは性格による）。プラスチックの呼吸訓練機器なども病院の売店などでは販売されている（外科手術の前に購入して練習してもらうことが多い）。

慢性的な少量の誤嚥があっても肺炎の発症を予防するための呼吸リハ

　前項のように喀出努力を払っても、少しは気道に落ち込んでいくことはあると推定される。また、夜間の唾液の誤嚥のように、検知できず肺に入っていくことが、嚥下障害の症例や誤嚥性肺炎の既往のある症例ではしばしばあると考えられる。したがって、安全策としては、嚥下障害のあるような高齢者・要介護者・障害者では、慢性的な誤嚥があると考えて、1日に1回以上、積極的に肺にあるであろう誤嚥物や痰を出すひと時（排痰タイム）をもつことが望ましい。

　排痰タイムの基本は、体位ドレナージ（図5）である。マヨネーズや硬くなったケチャップを容器から出そうと思うと、しばらく逆さにしておかないといけないのと同じで、いつもの臥位で溜まっている背中側の肺胞内の痰を重力の助けを借りて、より主気管支の方に動かすのが目的である。吸入（痰を軟らかくする）と同時に行なってもよい。痰が出そうになったら咳をして（あるいは後述するハフィングをして）痰を出してもらう。明らかな痰が出なくても、そのような日頃はとらない姿勢を15～20分くらいとることは、日頃つぶれがちな場所の肺胞を使う

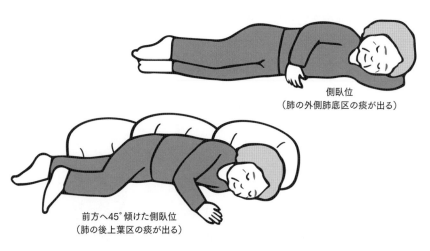

側臥位
（肺の外側肺底区の痰が出る）

前方へ45°傾けた側臥位
（肺の後上葉区の痰が出る）

しっかり横を向く側臥位や、半分うつ伏せになる、半腹臥位が有効

図5 体位ドレナージ

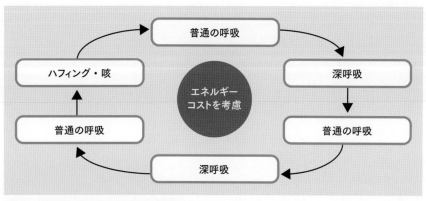

図6 痰を出すためのサイクル呼吸

点でも重要である。

咳で疲れすぎない
テクニック

　誤嚥性肺炎の既往のある症例に対し、ついつい周囲は「咳をして出してください」と言いがちである。しかし、咳はエネルギーを要する。咳をするだけで疲れてしまう場合もある。また、実際には、痰が主気管支のところまで上がってきていないと、咳をしても出せない。そこで、咳をし続けるのではない、「サイクル呼吸」と呼ばれるテクニック（**図6**）が指導される。咳は、強い素早い呼気流を発生させるので、痰を出す効果は高いがエネルギー所要が大きい。ハフィングというのは咳ほどではない、強い短い呼気であり、流速は速く、痰を動かす力は深呼吸や普通呼吸よりも強いが、エネルギー消費は咳よりは少ない。サイクル呼吸とは、痰を動かす力とエネルギー効率を考え、咳やハフィングと普通の呼吸（エネルギー消費は最少）、深呼吸（ややエネルギーを使う）を順番に繰り返し、だんだん痰を動かしては、出す、ということを行なうものである。

　リハビリというのは、いつも何か頑張るものばかりではない。呼吸の仕組みを理解し、機能の低下した状態の人に合わせて、より効率的な方法を指導することも重要である。

胸郭可動域の改善

　先に述べたように、肺は胸郭の裏側に貼りついている。したがって、胸郭を大きく動かすことができれば、肺は大きく動くことができる。胸郭そのものの大きさではなく、拡げた時と縮めた時の差が重要である。読者にとっては、「胸郭を縮める？　拡げる？」ということが想像しにくいかもしれない。胸郭は並んだ肋骨に囲まれた組織であり、肋骨は近接して肋間筋でお互いにくっついている。思い立って大きく動かそうとしても動かない、動かしにくい胸郭だからこそ、日々ストレッチ（**図7**）をして、動きやすくしておくことが重要である。

安全に嚥下するための
落ち着いた呼吸機能の獲得

　嚥下をする際には、その間呼吸を止める。また、咀嚼中は口唇が閉じているので、鼻呼吸をしている。つまり、咀嚼や嚥下に時間がかかる症例にとって、食事というのは、時々呼吸を止めつつ過ごす20分（30分）である。鼻呼吸は口呼吸よりも途中経路が狭くて長くてまがっているため、わずかではあるがより強い呼吸の力が必要で

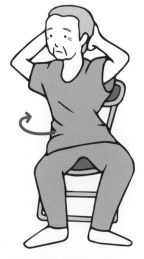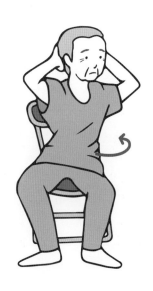

図7 胸郭可動域訓練の例

ある。

　食事中、呼吸が苦しくなって頻呼吸になったり口呼吸を始めたりすると、咀嚼中のものを飲み込んだりしやすくなる。

　したがって、繰り返し咀嚼し、嚥下することを食事時間中安全に続けるためには、一定の呼吸機能が必要である。誤嚥性肺炎から回復した症例や、重症の肢体不自由の症例では、口呼吸や頻呼吸の症例は少なくなく、まずは安静時の呼吸から、口を閉じて行なうことができるか練習していく必要がある場合もある。

安全に嚥下し、誤嚥したら喀出でき、慢性的な肺内の痰も出せる呼吸力

　嚥下障害には、食べることが難しい場合と、本人としては普通に食べているつもりなのに誤嚥してしまうため、誤嚥性肺炎のリスク管理として食事が制限されている場合がある。後者の場合には、誤嚥しない食事はもちろん重要ではあるが、誤嚥のリスクをゼロにはできないため、喀出する力、肺炎を起こさない体力をつけることが、食事の許可につながる。特に食事についていろいろ注意されるのは好まない高齢者でも、「この呼吸リハをしっかりやれば好きな食事が食べられる」という課題は、モチベーションを高めることにつながる。呼吸リハをうまく利用して、嚥下障害のある患者さんの肺炎予防とQOLの向上を心がけたい。

Interview
誤嚥性肺炎予防に求められる3つのケア

口から食べるということ、管理栄養士に足りないこと、今、私たちがやらなければならないこと

江頭文江
地域栄養ケアPEACH厚木 代表

えがしら・ふみえ
福井県生まれ。静岡県立大学短期大学部食物栄養学科卒業。同年、聖隷三方原病院にて、嚥下食の研究や摂食嚥下障害患者への栄養管理を行なう。同院退職後、2000年に管理栄養士による地域栄養ケア団体「ピーチ・サポート」を設立。03年4月より、「地域栄養ケアPEACH厚木」と改称。現在に至る

今回の診療報酬改定で新たに栄養食事指導の算定要件となった摂食嚥下障害。
この患者さんに対する栄養食事指導をどう考え、具体的にどう実践すればいいのだろうか?
長年にわたって在宅療養の高齢者の口から食べることをサポートしてきた江頭氏にうかがった。

患者さんの生活が見えていますか?

——平成28年4月の診療報酬改定では、摂食嚥下障害の患者さんに対する栄養食事指導が技術料として算定できることになりました。これについてどうお考えですか?

大変意義あることだと思います。在宅療養者への栄養管理は、医療保険のなかでは「在宅訪問栄養食事指導」、介護保険のなかでは「居宅療養管理指導」として位置づけられており、算定要件は異なっています。要介護認定を受けていれば介護保険が優先され、介護認定を受けていなければ医療保険の対象となります。在宅療養者への栄養管理の依頼の多くは高齢者であり、訪問栄養食事指導は介護保険の居宅療養管理指導であることが多くあります。

訪問栄養食事指導の依頼者は、介護支援専門員や医師が多く、次いで看護師の順となります。依頼内容は摂食嚥下障害に関連したものが約7割と最も多く、次いで食欲不振などの低栄養に関するもの、糖尿病に関連した食事指導という順になっています。

私たちがサポートしている訪問栄養食事指導の対象者の過半数が要介護4と5です。これは通院困難者という条件が影響しているからかもしれません。要支援の方はそれほど多くはありません。病院に通院しながらも、嚥下食に関する助言がほしいと、訪問依頼があることがありますが、保険適応とならず難しい場合があります。平成28年4月、診療報酬において摂食嚥下障害の方々への栄養指導が算定できることとなりましたので、病院の管理栄養士はぜひ、こうした方々への栄養食事指導を積極的に行ない、退院後のフォローや、重症化予防に努めてほしいと思います。

——具体的にどのように指導すればいいのかわからないという声もあります。

糖尿病の方に対する栄養食事指導もそうですが、その方の在宅での生活が見えていないと、食事療法を継続していただけません。たとえば、1日1400kcalのエネルギー制限の方がいたとして、食品交換表を前に単位の話ばかりをしても、その食事をどうやってつくればいいのかわからないでしょう。

撮影／木村哲也

1つの食材から何通りもの調理方法をすぐにその場で提案できなければ、食事療法の継続は難しいかもしれません。

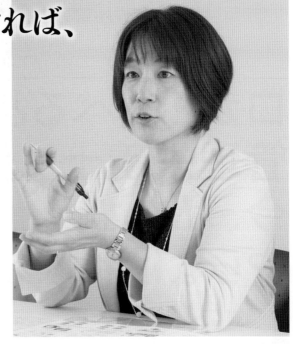

医師から指示のあった内容の食事について、その方の調理能力や介護状況、経済状態、嗜好などを踏まえ、無理なく食事療法を継続できるような具体的な方法を提案しなければなりません。

摂食嚥下障害の方も同様です。嚥下機能評価の結果を示して、「あなたの嚥下機能評価は、嚥下調整食学会分類のコード3となっています。舌と口蓋間で押しつぶしが可能な物性の食事に仕上げてください」といっても、簡単に理解できるわけがありません。たとえば会話のなかで、「お浸し」などの具体的なメニューを示し、「お浸しは繊維があり、噛み切るのが大変ではありませんか？ まず、食べやすい大きさに切ってみてはどうでしょう。もし、もう少し余裕があれば、お浸しに使う野菜を軟らかく煮ると、細かく切らなくて済みますし、もっと食べやすくなりますよ」と、無理なくできる調理方法を提案することが大切です。1つの食材から何通りもの調理方法をすぐにその場で提案することで、摂食嚥下障害の食事療法をよりイメージすることができ、継続していただくことができます。入院患者さんであれば、病院で提供している嚥下調整食を教材にして、つくり方やメニュー展開の仕方を提案するのもいいですね。

——現在、いろいろな市販の嚥下調整食が出ていますが、それらを栄養食事指導に活用することについてどうお考えでしょうか？

栄養食事指導において、ご自身に適した物性を知っていただくためのとても便利な教材になると思います。嚥下調整食は、"見る、聴く"だけではなく、"食べる、味わう"ことではじめて理解できます。調理し、支援する側が、しっかりとその物性について理解しておきたいものです。しかし、同じ市販品をずっと食べ続けることは飽きてしまい、難しいかと思います。その市販品をもとにアレンジレシピを提案することも求められるでしょう。また、外来で栄養食事指導する際には、そうした市販品も含め、実際に在宅でどのように活用しているか、食事内容をデジカメや携帯電話などで撮っていただき、その写真データを栄養食事指導の際にもって来ていただくといいですね。

安易に食形態を下げていませんか？

——ペースト食などの物性の食事を安全に摂取できたあと、その上の咀嚼を必要とする食形態へのステップアップが検討されますが、管理栄養士の方々はそこにどうかかわっていけばいいのでしょうか？

未だに、「無歯顎で義歯の利用もないから、ペースト状の食事で……」と判断されることがあります。誤嚥性肺炎という言葉を用い、リスクばかりを考え、十分な評価がなされず、判断されてしまっていることも少なくありません。実は、無歯顎でも義歯がなくても、

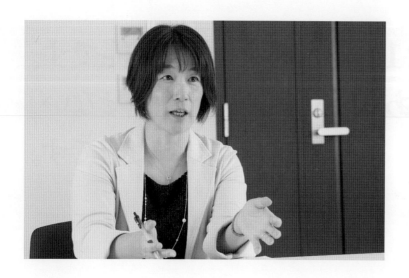

　口腔機能・嚥下が保たれていれば、舌や歯肉を使って食べることができる場合はあります。

　嚥下訓練用のゼリーや咀嚼を必要としないペースト食など、液体嚥下の動態に適した物性の食事が安全に摂取できるのであれば、咀嚼して口腔内で食塊形成して嚥下するという咀嚼嚥下の動態へステップアップすることが検討されます。液体嚥下から咀嚼嚥下へのステップアップのハードルは、多くの対象者の方にとってかなり高く、咀嚼嚥下の慎重な評価が必要となります。

　在宅では、私は食事時間に訪問して、食物の物性に適した食べ方が行なわれているかどうか、咀嚼後の口腔内の食物残留状態がどうか、などを観察し、そこから摂食能力（咀嚼・食塊形成・嚥下能力）を評価します。これは、食形態を決める際に大事な情報となります。

　管理栄養士だから、栄養と食形態だけ考えていればいいということではありません。安全にステップアップしていくためには、管理栄養士の視点で摂食機能を評価できないとだめだと思っています。

　どんな施設や環境であっても誤嚥を100％防ぐことは不可能です。しかし、誤嚥はあっても肺炎にはならない、ということはあると思います。そこには、全身状態や理解度、咳嗽力なども大きく影響します。誤嚥した場合に喀出できるかどうかが誤嚥性肺炎のリスク管理にとって非常に重要となるからです。

――そうした評価ができる管理栄養士の方は、まだまだ少ないのではないでしょうか。

　病院の管理栄養士さんの場合、自分たちで物性を調整して提供した食事です。その物性が本当に患者さんに合っているのかどうか気になれば、実際に食べている場に行って評価をせずにはいられないのではないでしょうか。

　ゼリーであれば、レシピどおりにつくればいつでも同じ物性となります。しかし、かぼちゃや大根などは、加熱時間によって物性が変化します。あるいは切干大根やひじきは口腔内でばらけて食べにくいものとして分類しがちですが、酵素を使ったり長時間加熱すると軟らかくなって口腔内でまとまりやすい物性になります。調理時間や温度によって、物性は変化しますから、提供した嚥下調整食については必ずベッドサイドに行って、安全に食べられているかどうかを確認しなければなりません。

　また、食べる順番も重要なポイントです。たとえば口腔内でまとまりにくいものに焼鮭があります。鮭だけを食べ続けていると、いつまでも食塊形成ができず、口腔内に残留したままになりがちです。そこで一口食べたらお粥を食べるというように交互嚥下の提案をすれば、お粥がまとまりにくい鮭をまとめてくれるので、飲み込みやすくなります。そのような提案を実践してもらえば、わざわざ食形態を落とし、食材ごとにミキサーにかけてゲル化するという負担を介護者が負わなくて済むのです。「切干大根やひじき、鮭はまとまりにくく、誤嚥しやすいので食べてはだめ」と一律な指導をするのではなく、食べる環境や条件、順番などを総合的に評価することで、できるだけ好物を我慢することなく、食形態を落とさず、おいしく食べていただく提案ができます。

――安全性を優先するあまり、安易に食形態を下げると食欲を失い、さらに嚥下機能が低下するという悪循環になる可能性もありま

どんな施設でも誤嚥を100％防ぐことは不可能です。
「たとえ誤嚥があっても肺炎を発症させない」
そのスタンスが大切です。

すね。

はい、そう思います。安全な食形態ということで、ミキサー粥の指示で退院される方もいらっしゃるのですが、その多くは在宅で全粥を召し上がっています。ミキサー粥であれば舌で潰すだけで嚥下できますが、全粥の場合は多少なりとも咀嚼が起こってきます。「粒があるから危ない」という意見もあるのですが、まず注目すべきは、そのお粥の粒の軟らかさ、炊き方だと思っています。

たとえば、私たちは風邪をひいて食欲がない時、余りご飯を煮返しておじや風にして食べることがあると思います。しかし、炊き上がったご飯にもう1度水を含ませていくというのはなかなか時間のかかることです。短い時間で煮返すと一見、お粥のように見えても、唾液によって口腔内や咽頭で水と米粒が分離してしまい、誤嚥のリスクが高くなります。病院や高齢者施設で時間をかけて煮るのは大変なので、どうしても粥の粒が軟らかくならず、分離してしまうため、危ないと言って、ミキサー粥になってしまうのです。一方、しっかりと水を含ませて炊いたお粥は、水と米粒が分離しにくいので比較的安全に食べることができます。在宅では炊飯器のお粥モードを使うと安定したお粥ができますし、お粥専用のポットを使って1人分だけのお粥をつくることもできます。その時は十分な蒸らし時間が必要ですね。特に、病院の外来では、家族とは別に1人分のお粥をつくらなければいけない状況もあり、こうしたお粥のつくり方まで提案をできれば、食形態を下げることなく、おいしく食べることが可能となるでしょう。

患者さんを総合的に診れますか？

——摂食嚥下リハビリテーションへの取り組みが広まり、嚥下造影検査（VF）を行なう病院も少なくありません。最近では、介護保険施設でも嚥下内視鏡検査（VE）を導入しています。こうした検査機器を用いた嚥下機能評価について、管理栄養士もかかわっていくべきだと思いますか？

VEやVFの知識をもつことは管理栄養士にとっても重要です。一口量や姿勢などの摂食条件により、誤嚥の有無が変わってきます。こういった専門の検査は誤嚥を見つけるための検査ではなく、どうしたら誤嚥なく食べられるかを探る検査です。たとえば、喉頭蓋谷への残留があったとしても、それが空嚥下によってクリアできるのか、どの程度誤嚥リスクにつながるのかなどを見極められなければ、その方の適正な嚥下機能評価につながらないからです。食事場面だけでは評価が困難なこともありますから、そのような場合は積極的にVEやVFによる嚥下機能評価を行なっていただきます。

ただし、すべての方がそのような専門的な評価を受ける環境にはないため、やはりフィジカルアセスメントが重要でしょう。なかでも、私は口腔機能、呼吸・咳嗽機能、栄養状態という3つのアセスメントをしっかり行なうことで、経口摂取の方向性が決まってくると考えています。そして、口腔ケアと呼吸リハビリテーション（以下、呼吸リハ）、そして栄養ケアの3つをしっかりと押さえてアプローチすることが重要です。口腔ケアは食べるための口づくり、呼吸リハはしっかりと咳嗽していただくことで誤嚥性肺炎を防ぐためのリスク管理、そして栄養ケアは、咳嗽力や免疫機能など誤嚥性肺炎予防のための身体づくりに必須の

Interview

口腔ケアと呼吸リハ、そして栄養ケアの3つをしっかりと押さえてアプローチすることが管理栄養士にとって重要だと考えています。

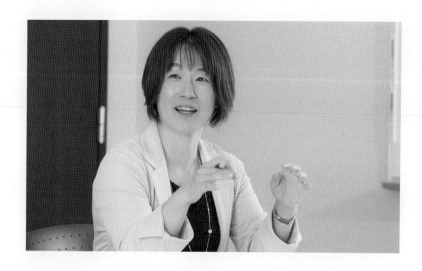

要素となります。

――呼吸リハのスキルを習得している管理栄養士の方はそう多くないと思いますが……。

　食形態を調整し、適正な姿勢を保持して食べていただいても誤嚥性肺炎になる方がいました。一見食べる機能は保たれているのに、なぜ肺炎になるのだろうか、と考えた時、安全に食べるという視点だけではなくて、肺炎予防という視点で患者さんを診ていく必要があるのではないかと思いました。そんな時、理学療法士さんたちによる呼吸リハの勉強会に出合い、すぐに参加しました。しばらくその勉強会に通ったり、仲間と呼吸リハについての勉強会を企画したりしながら、呼吸リハについての知識とスキルを習得したのです。

　呼吸リハの知識とスキルを習得すると、誤嚥のリスクのある方に対し、食形態を下げるという物性の視点からだけでなく、「今、この方は誤嚥した時に十分咳嗽して喀出することができないので、食形態は維持したままもう少し栄養ケアを継続して、十分咳嗽できるような身体状態になったら食形態のアップを検討しよう」と評価できるようになります。高齢者で誤嚥性肺炎を繰り返す方の多くは、低栄養状態で上肢下肢だけでなく、呼吸筋量や筋力も低減しています。いわゆるサルコペニアの摂食嚥下障害です。咳嗽力が不十分では、誤嚥物を十分喀出できず、誤嚥性肺炎となってしまいます。したがって、少量で高栄養の食事とし、栄養補助食品なども使いながら、栄養状態を改善することが優先となります。

　口腔ケアと呼吸リハ、そして栄養ケアは、それぞれが別々のアプローチではなく、3つがつながることで対象者の口からより安全に食べていただくサポートができます。今後、摂食嚥下障害の栄養食事指導にあたる管理栄養士は、患者さんを総合的に診る視点を持って、臨んでいただきたいと思います。

――ありがとうございました。

> **編集部より**：摂食嚥下障害の方への栄養食事指導においては、単なる食事の物性調整の指導だけではなく、対象者の生活背景や経済状況、嗜好などを踏まえたうえで、その方の身体機能を総合的に評価し、無理なく実践できる食事療法を提案しなければならないとご解説いただきました。なかなかハードルの高い能力が要求されますが、この能力の習得をめざした教育プログラムが（公社）日本栄養士会の摂食嚥下リハビリテーション栄養専門管理栄養士です。現在、多くの管理栄養士がこの資格取得をめざしています。

第2部

嚥下調整食の物性と評価

Chapter 1 評価と物性調整

嚥下調整食の作成にあたり注意すべき点

栢下 淳
県立広島大学人間文化学部健康科学科 教授

かやした・じゅん
1988年、徳島大学医学部栄養学科卒業。90年、同大学大学院栄養研究科修士課程修了。同大学にて博士（栄養学）。2009年より現職。08年、厚生労働省特別用途食品えん下困難者用食品基準策定ワーキング委員。15年、農林水産省スマイルケア食選び方検討ワーキング委員。同年、消費者庁「特別用途食品（えん下困難者用食品）の規格の分析方法について」の改正に係る調査研究事業委員長。日本病態栄養学会編集委員。日本摂食嚥下リハビリテーション学会理事 嚥下調整食委員会委員長。日本静脈経腸栄養学会評議員・臨床研究ワーキング委員嚥下担当・フォローシップ委員。著書に『経口摂取アプローチハンドブック』（日本医療企画）ほか多数

はじめに

　嚥下調整食を作成するには、物性のほかに、味、提供温度についても注意すべき点がある。物性については、どのような形態や物性の食事がその患者さんに適するのか迷う場合もあると思われるが、このような場合には画像診断することが望ましい。嚥下調整食は、軟らかく仕上げるために水分を多く使用することから、単位重量当たりの栄養量が低下しやすい。このような点に留意しながら、日本摂食・嚥下リハビリテーション学会嚥下調整食分類2013（以下、学会分類2013）を活用していただきたい。

嚥下造影検査食について

　検査や臨床所見により嚥下調整食が必要とされる方も多い。国立長寿医療研究センターの報告では、一般病院で13.6％、回復期病院で31.6％、医療療養型施設で58.7％、介護療養型施設で73.7％、介護老人保健施設で45.3％、特別養護老人ホームで59.7％が嚥下障害と報告されている[1]。

　嚥下機能の低下により、形態を調整した食事が必要と判断される場合には、個々人に適した形態調整食を提供する。対象者に適切な食形態を判断するには、造影剤が入った嚥下造影検査食を用いて嚥下造形検査（VF）を行なうか、市販の食品を用いて嚥下内視鏡検査（VE）を行なうことが望ましい。嚥下造影検査食の物性は施設間での差が大きいため、今後は標準化を図る必要があると考えらえる[2]。嚥下造影検査食の物性の差異が大きい理由として、硫酸バリウムの種類が多いこと、硫酸バリウムの比重が4と重いためゼリー状の検査食作成では2層になりやすいことなどが考えられる。物性が安定しない嚥下造影検査食では、検査の再現も難しい。嚥下造影検査食の物性を整えた検査食をもとに提供する食事形態を決めた結果では、在院日数が短縮することもわかり始めている。嚥下造影検査食の作成方法について検討された報告[3]や硫酸バリウムを短時間で固めるゲル化剤も販売されているので、今後は標準化されることが期待される。

味について

　高齢者では、若年者と比較すると味覚や嗅覚が低下していることが多い。味覚の低下は、味を感じる味蕾の味細胞の減少により引き起こされ、味の閾値（味を感じることのできる最低の濃度）が上昇する。特に塩味において味の閾値が上昇しやすく、塩分の濃い味をおいしく感じることが多いため、塩分が多い食事になりがちである。一方、高齢者の半数以上は高血圧であり、減塩指導が行なわれる。高血圧患者の場合、塩分摂取

量を1日6g以下にすることが望まれる。一般的に和食は洋食に比べ、塩分含有量が多いため、和食を好む高齢者では塩分摂取量が高くなる。対応として、塩、しょうゆ、みそなどの調味料や漬物を減らし、香辛料などを上手に使うこと、塩などは表面にかけて味にアクセントをつけるなどの工夫が必要である。塩分摂取量は摂取エネルギーと相関するため、食欲不振で少量しか摂取できない場合には、摂取エネルギー量が低下し、塩分摂取量は少なくなる。低栄養患者では生存日数が短くなることも知られているので、そのような場合は塩分摂取量にとらわれず、対象者の味覚に適した味付けをして食べてもらう必要がある。

嚥下調整食について

嚥下調整食は、嚥下しやすくなるという利点と栄養価が低くなるという弱点を有する。一例として、ご飯100gにはエネルギー168kcal、たんぱく質2.5gを有するが、全粥100gではエネルギー71kcal、たんぱく質1.1gとご飯の半分以下のエネルギー、たんぱく質量しか有さない。食事を軟らかくするには水分を多く含ませるため、単位重量当たりの栄養価が下がる。標準的な主食の摂取量を150g(茶碗1杯)とすると、1日3食摂取した場合、ご飯では、エネルギー750kcal、たんぱく質12g摂取できるが、全粥ではエネルギー330kcal、たんぱく質6gと半分以下になる。また、主菜としてハンバーグ100gを形態調整した場合、通常はエネルギー198kcal、たんぱく質10.6gを有するが、ペースト状の場合エネルギー146kcal、たんぱく質7.8gと低下する[4]。このように形態調整食を摂取している方は低栄養に陥りやすい。対応として、高エネルギーや高たんぱく質の市販食品、中鎖脂肪酸油、フレーバーが入っていない栄養剤を利用することは、栄養価を上げるために有用と考えられる。

最近の研究では、高齢者のたんぱく質代謝は若年者と異なることが報告されている。同量のたんぱく質を摂取した場合、高齢者では若年者ほど筋たんぱく質の合成に利用されない[5]。日本人の食事摂取基準2015年版では、たんぱく質の推奨量は69歳未満0.9g/kgに対し、70歳以上1.1〜1.2g/kgとされており、70歳以上では69歳未満より2〜3割高い量を推奨している。高齢者では栄養的な観点から積極的にたんぱく質を摂取することが勧められる。言い換えれば、高齢者は十分なたんぱく質摂取を行なわないとサルコペニア等の症状が生じやすいといえる。

嚥下機能の低下した高齢者では、嚥下反射開始情報増強のためには温度感覚受容体を刺激する温度で食事を食べることも有用である。温度感覚受容体(TRPV、TRPA)を刺激する温度としては、温かい物は43℃以上、冷たい物は17℃以下と報告されている[6]。

温度感覚受容体TRPV1を刺激するものの1つとして唐辛子に含まれるカプサイシンが知られている。

嚥下調整食学会分類 2013について

日本摂食嚥下リハビリテーション学会(会員数約17,000名)では、嚥下調整食分類を作成する特別委員会を設置し、2013年に学会分類2013を策定した[7]。

学会分類2013は、国内の病院・施設・在宅医療および福祉関係者が共通して使用できることを目的とし、「食事」および「とろみ」について段階分類を示した。本分類の作成の意図は、病院間連携を行ないやすくすることである。2016年4月からは、本分類の食事が必要とされる患者さんへの栄養食事指導料が算定可能となった。そのため本分類について、本文を読みしっかり理解していただきたい。

【参考文献】
1) 摂食嚥下障害に係る調査研究事業報告書　国立長寿医療研究センター　平成24年3月
2) 伊藤彰博ほか　嚥下造影検査食の現状に関する全国25施設の調査報告　静脈経腸栄養　29　1017-1025　2014
3) 山縣誉志江、栢下淳　段階的な嚥下の物性に適した嚥下造影検査食の検討　日本摂食・嚥下リハビリテーション学会雑誌　12　31-39　2008
4) 嚥下食ピラミッドによるペースト・ムース食レシピ230(編集　栢下淳)　医歯薬出版　2013
5) Breen L and Philips SM Nutr Metab (Lond). 8 2011
6) Clapham DE, Nature, 426 (6966), 517-524, 2003.
7) 日本摂食・嚥下リハビリテーション学会医療検討委員会嚥下調整食特別委員会　日本摂食・嚥下リハビリテーション学会嚥下調整食分類2013　日本摂食・嚥下リハビリテーション学会雑誌　17　255-267　2013

Chapter 2
コード別実践事例 ―コード0―

嚥下訓練食としての
コード0の考え方

栢下 淳
県立広島大学人間文化学部健康科学科 教授

かやした・じゅん
1988年、徳島大学医学部栄養学科卒業。90年、同大学大学院栄養学研究科修士課程修了。同大学にて博士(栄養学)。2009年より現職。08年、厚生労働省特別用途食品えん下困難者用食品基準策定ワーキング委員。15年、農林水産省スマイルケア食選び方検討ワーキング委員。同年、消費者庁「特別用途食品(えん下困難者用食品)の規格の分析方法について」の改正に係る調査研究事業委員長。日本病態栄養学会編集委員。日本摂食嚥下リハビリテーション学会理事 嚥下調整食委員会委員長。日本静脈経腸栄養学会評議員・臨床研究ワーキング委員嚥下担当・フォローシップ委員。著書に『経口摂取アプローチハンドブック』(日本医療企画)ほか多数

嚥下訓練食について

嚥下訓練食とは、日本摂食・嚥下リハビリテーション学会嚥下調整食分類2013[1](以下、学会分類2013)では、ゼリー状(コード0j)、とろみ状(コード0t)が該当する。jはjelly(ゼリー)の頭文字、tはthickness(とろみ)の頭文字を使用している。学会分類2013は、嚥下訓練食のほか嚥下調整食として、ムース状(コード1j)、均質なペースト食(コード2-1)、不均質なペースト食(コード2-2)、形がある軟らかい食品(コード3および4)が示されている。**図**に形態のイメージを示す。

嚥下障害の重症度分類としては、どのような形態の食事が摂取できるか、またどのくらいの量を食べられるかで評価する場合が多い。藤島の摂食レベルを以下に示す[2]。

経口摂取なし
Lv.1 嚥下訓練を行なっていない
Lv.2 食物を用いない嚥下訓練を行なっている
Lv.3 ごく少量の食物を用いた嚥下訓練を行なっている

経口摂取と代替栄養
Lv.4 1食分未満の嚥下食を経口摂取しているが代替栄養が主体(楽しみレベル)
Lv.5 1～2食の嚥下食を経口摂取しているが代替栄養が主体
Lv.6 3食の嚥下食経口摂取が主体で不足分の代替栄養を行なっている

経口摂取のみ
Lv.7 3食の嚥下食を経口摂取している、代替栄養は行なっていない
Lv.8 特別食べにくいものを除いて3食経口摂取している
Lv.9 食物の制限はなく、3食を経口摂取している

正常
Lv.10 摂食・嚥下障害に関する問題なし

嚥下訓練食は、藤島の摂食レベルLv.3に相当する重度な嚥下障害者で試す食品である。このような患者は誤嚥のリスクが高いため、嚥下訓練食では誤嚥した際の組織反応や感染を考慮して、たんぱく質含有量の少ないものが望ましいとされている。つまり、嚥下訓練食は栄養摂取が目的ではなく、嚥下訓練のための食品である。**図**からも0jは透明度が高く、1jのたんぱく質で白濁したゼリーとは異なることがわかる。このため必要栄養量は、経管など経口以外のルートから確保する必要がある。

嚥下訓練食品での訓練が難しいと考えられる患者としては[3]、
①意識不明瞭
　経口摂取開始の基準(刺激な

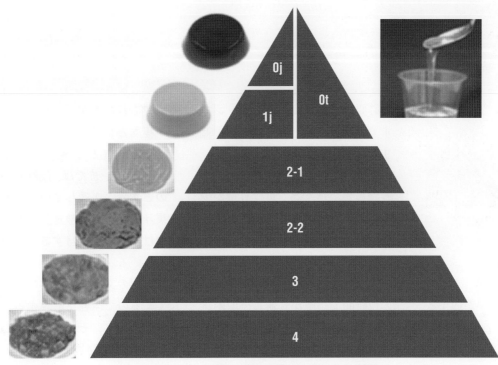

図　学会分類2013のイメージ図

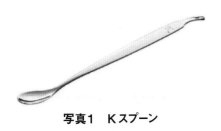

写真1　Kスプーン

いでも覚醒している状態・自発的に開眼状態）を満たしていない
②全身状態や呼吸状態が安定していない

　誤嚥性肺炎を繰り返す、頻回に痰の吸引が必要である場合は注意を要する。

　嚥下訓練食を開始するには、嚥下訓練食を用意するとともに姿勢・状態の観察にも留意する。また、舌根が後ろに下がらないと食べ物を食道に押し込めないため、舌の動きを観察する。

　嚥下訓練食で訓練を行なう場合は、スプーンの形にも注意が必要である。一口量が多くならないことと口腔内での操作がしやすいスプーンとして、すくう部分が小さく・薄く・平たいスプーン（たとえばKスプーン〈写真1〉など）を用いる。

　嚥下訓練を行なう際の栄養指導は、ご本人だけでなく家族同席のもとに嚥下訓練食の作成方法や購入方法、訓練を行なう前の準備、食べる姿勢、使用するスプーンなどの説明をする。

嚥下訓練食0j

　仙田は[4]、ゼリー食のメリットはそれがすでに食塊になっていることであるので、舌や頬の運動障害などで食塊形成が悪い症例で、準備期において「咀嚼・押しつぶしの障害」および「食塊形成の障害」のためゼリーが形を保っており、口腔期・咽頭期において「咽頭の送り込み障害」および「咽頭収縮不良」および「喉頭閉鎖不全」のためスライスゼリーが塊のまま通過、咽頭期において「食道入口部の開大が比較的良好」な患者に適すると報告している。

　学会分類2013の解説書[1]では、コード0j（嚥下訓練食品j）嚥下訓練食品の位置づけである。均質で、付着性が低く、凝集性が高く、硬さが軟らかく、離水が少ないゼリー。スライス状にすくうことが容易で、スプーンですくった時点で適切な食塊状となっているもの。誤嚥した際の組織反応や感染を考慮して、たんぱく質含有量が少ないものであることが望ましい。と記載されている。

　上記の文章で専門的な用語が出てくるので解説する。

　均質とは、その食品のどこの部分でも同じ物性ということである。ゼリーによっては果実が混在しているようなものもあるが、このようなゼリーは嚥下訓練食には適さない。

　付着性とは、口腔や咽頭でくっ

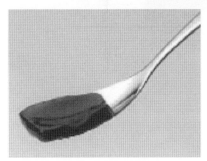

写真2　スライス状

つくことの少ないゼリーが適するという意味である。

凝集性とは、ばらけやすさを示す指標である。ゼリーのゲル化剤として寒天を用いた場合、口腔や咽頭でばらけやすく嚥下機能の低下した患者では誤嚥することが多いため、まとまりのよいゼリーを作成するには不向きである。ばらけやすいゼリーの凝集性は低い。

硬さとは、ゼリーの硬度が硬いか軟らかいかを判断する指標である。学会分類2013では「硬さが軟らかく」と記載されているので、硬すぎるゼリーは不適である。

離水とは、離水が多いゼリーを嚥下障害者が口にした場合、水分が先に咽頭に流入してしまい誤嚥するリスクが高いため離水の少ないゼリーを奨励している。

スライス状（**写真2**）にすくうとは、嚥下訓練食で用いるゼリーは患者が丸呑み込みすることを想定している。丸呑み込みで食道入口部を通過させるには、うすいスライス状は山型状に比べ有利である。

スプーンですくった時点で適切な食塊状とは、スプーンですくったゼリーを丸呑み込みすることを想定しているため食塊になっている必要がある。つまりスプーンですくって崩れてしまうようなゼリーは不適である。

誤嚥した際の組織反応や感染を考慮して、たんぱく質含有量が少ないものであることが望ましいとは、嚥下訓練で使用するため誤嚥のリスクを有する。たんぱく質が豊富なゼリーを37℃で保存すると数時間で細菌が繁殖し摂取困難となるが、たんぱく質の入っていない果汁ゼリーやお茶ゼリーは細菌繁殖しにくい。このため、たんぱく質含有量の少ないゼリーが望ましいとされる。嚥下訓練用ゼリーは院内で作成することも可能であるが物性調整が難しいため、嚥下訓練用市販ゼリーを用いることも多い。嚥下訓練用ゼリーをまとめた書籍も販売されているので参考にできる[5]。

嚥下訓練食0t

仙田は[4]、とろみが適応となる場合は、「食道入口部の開大が不十分」「ゼリー食を咀嚼してばらばらにするものの食塊形成不良」「舌尖から奥舌への移送や咽頭への送り込みに障害あり」「咽頭への送り込み障害が重度で口腔内の溜め込み時間が長い場合」と報告している。

学会分類2013の解説書[1]では、コード0t（嚥下訓練食品t）　嚥下訓練食品の位置づけである。均質で、付着性が低く、粘度が適切で、凝集性が高いとろみ水。誤嚥した際の組織反応や感染を考慮して、たんぱく質含有量が少ないものであることが望ましい。とろみの程度としては、原則的に、学会分類2013（とろみ）に示す「中間のとろみ」、または、「濃いとろみ」のどちらかが適している。お茶や果汁にとろみ調整食品でとろみをつけたものが該当する。と記載されている。

上記の文章で専門的な用語がでてくるので、各々解説する。

均質とは、その食品のどこの部分でも同じ物性ということである。とろみ剤を用いてとろみを作成する場合にはだまができないようにする。また上記解説文章の最後にお茶や果汁にとろみ調整食品でとろみをつけたものと記されているが、果汁には果肉が入っていないものを使用する。

付着性とは、口腔や咽頭でくっつくことの少ないとろみが適するという意味である。

凝集性とは、ばらけやすさを示す指標である。凝集性が高いとろみ水とは、口腔内でばらけないように調整されたものである。

誤嚥した際の組織反応や感染を考慮して、たんぱく質含有量が少ないものであることが望ましいとは、嚥下訓練で使用するとろみのため誤嚥のリスクを有する。たんぱく質が豊富な経腸栄養剤は37℃で保存すると数時間で細菌が繁殖し摂取困難となるが、たんぱく質の入っていないお茶や果汁は細菌繁殖しにくい。このためたんぱく質含有量の少ないとろみが望ましいとされる。

学会分類2013（とろみ）に示す「中間のとろみ」、または、「濃い

表1　とろみのイメージと市販食品例

段階	薄いとろみ	中間のとろみ	濃いとろみ
食品例	生クリーム 不二家ネクター ポタージュスープ	コーヒーシロップ オイスターソース	チチヤスヨーグルト

表2　学会分類2013（とろみ）に基づくとろみ調整食品の使用量（g）の目安（水100mℓ当たり）

商品名	販売会社	薄いとろみ	中間のとろみ	濃いとろみ
つるりんこQuickly	クリニコ	0.8～1.6	1.6～2.6	2.6～3.3
ソフティアS	ニュートリー	0.7～1.4	1.4～2.3	2.3～3.2
ネオハイトロミールR&E	フードケア	0.6～1.4	1.4～2.2	2.2～3.2
新スルーキングi	キッセイ薬品工業	0.6～1.3	1.3～2.2	2.2～3.4
トロミスマイル	ヘルシーフード	0.6～1.2	1.2～2.0	2.0～3.1
明治トロメイク®SP	明治	0.5～1.2	1.2～2.1	2.1～2.7
トロミクリア	ヘルシーフード	0.5～1.1	1.1～2.0	2.0～2.9
トロメリン®Ex	ニュートリー	0.6～1.1	1.1～1.9	1.9～2.6
トロミアップ パーフェクト	日清オイリオグループ	0.5～1.0	1.0～1.7	1.7～2.4
トロミパワースマイル	ヘルシーフード	0.5～1.0	1.0～1.6	1.6～2.4
ネオハイトロミールIII	フードケア	0.4～0.8	0.8～1.4	1.4～2.1
トロメリン®V	ニュートリー	0.6～0.9	0.9～1.4	1.4～1.9

藤田有紀ほか：県立広島大学人間文化学部紀要，12：1～6，2017より一部改変

とろみ」のどちらかが適しているとは、学会分類2013（とろみ）[1]で示されている中間のとろみか濃いとろみから始める（**表1**）。多数のとろみ剤が販売されているが、中間のとろみ、濃いとろみを作成するための添加量が各々異なる。**表2**には、水100mℓに対する添加量を示す。

嚥下障害者へのとろみの投与方法は、基本的にはスプーンですくい経口的に投与する。コップを用いた場合、飲む際に顔が上をむき、食道入口部が開口しにくいため誤嚥しやすくなる。

【参考文献】
1) 日本摂食・嚥下リハビリテーション学会医療検討委員会　医療検討委員会嚥下調整食特別委員会　日摂食嚥下リハ会誌　17, 255-267, 2013
2) 藤島一郎：摂食・嚥下状態のレベル評価簡便な摂食・嚥下評価尺度の開発．リハビリテーション医学43, S249, 2006
3) 藤島一郎ほか：嚥下障害ポケットマニュアル第3版　医歯薬出版 p.290-291, 2011
4) 嚥下食ピラミッドによるペースト・ムース食レシピ230　医歯薬出版 p1-7, 2013
5) 嚥下調整食 学会分類2013に基づく市販食品300　医歯薬出版 2015

Chapter 3
物性別実践事例 ―コード1j―

コード1jにおける評価と物性

渡邉光子[1] **佐藤新介**[2]

医療法人社団朋和会 西広島リハビリテーション病院　言語聴覚士[1]　医学博士[2]

わたなべ・みつこ
1997年、島根大学教育学部社会教育文化過程卒業。98年、愛媛大学教育学部特殊教育特別専攻科修了。2002年、名古屋文化学園医療福祉専門学校言語聴覚士科卒業。同年、医療法人社団朋和会西広島リハビリテーション病院言語聴覚士として勤務。13年、県立広島大学総合学術研究科人間文化学専攻修了

さとう・しんすけ
1999年、昭和大学医学部卒業。同大学リハビリテーション医学教室、聖隷三方原病院リハビリテーション科、西広島リハビリテーション病院等に勤務。医学博士。現職は外務省医務官

緒言

1. 嚥下調整食コード1jとは

「日本摂食嚥下リハビリテーション学会嚥下調整食分類2013（以下、学会分類2013）」は、統一した嚥下調整食の段階を制定することを目的とした分類法である。現在、改定へ向けての検討が始まっている。学会分類2013では、食形態をコード番号で5段階に、液体のとろみを3段階に区分した2つの分類法が制定されている。嚥下調整食コード（以下、コード）1j[1]は、均質でなめらかなゼリーやムース状の食品であり、スプーンですくった時点で嚥下に適切な食塊となっている形状を指す。口腔や咽頭の粘膜に付着しにくく、硬さと凝集性（まとまり）が適度であるもの、離水が少ないことが条件とされる。

2. コード0j、コード0tとの違い

コード0jはコード1jの前段階として、嚥下訓練を目的とした食品に位置付けされ、少量のみ経口摂取することを想定されている。これに対し、コード1jは次の段階として、一定量を摂取されることが前提とされている。よって、コード0jはたんぱく質含有量の少ないものであるが、コード1jはたんぱく質を含むものと定義されている。例として、果汁ゼリーやプリン、茶わん蒸し、卵豆腐、ムースなどが挙げられるように、食品レパートリーはコード0jよりもずっと多くなる。なお、コード0tはとろみ状食品であり、その次の段階はペースト状のなめらかな物性の食品となる。これはコード1jの次の段階の食品、コード2と重なる。したがってコード1tは設定されていない。

3. 嚥下食ピラミッドとの関連

学会分類2013には、ほかの食形態分類との対応が掲載されている[1]。コード1jは、嚥下食ピラミッドL1およびL2[2〜5]、えん下困難者用食品許可基準Ⅱ、UDF（ユニバーサルデザインフード）区分4と対応しており、コード1jを調理する時の参考にすることができる。

嚥下食ピラミッドとは、聖隷三方原病院で提供されている嚥下食の物性解析をもとに、食品を5段階（L0〜L4）に分類した基準である。各レベルは、硬さ、凝集性、付着性の物性値によりカテゴリー分けされている（**表1**）。さらに、物性値以外にも参考としてレベルを分ける因子を含めており（**表2**）、使用する食材や形態、形態例なども示されている（**表3**）。嚥下食ピラミッドをベースとした文献や書籍は多く、これまでに提唱されてきた食形態の作成方法やポイントを踏襲することで、コード1j調理の大きな参考となり得る[2〜4]。

表1 嚥下食ピラミッドの物性（文献5より）

	L0	L1	L2	L3	L4
かたさ	2,000～7,000N/m²	1,000～10,000N/m²	12,000N/m²以下	15,000N/m²以下	40,000N/m²以下
凝集性	0.2～0.5	0.2～0.7	0.2～0.7	0.2～0.9	0～1.0
付着性	200J/m³	200J/m³以下 200～500J/m³の場合は、凝集性を0.4前後	300J/m³以下 300～800J/m³の場合は、凝集性を0.4前後	1,000J/m³以下	1,000J/m³以下

表2 嚥下食ピラミッドのレベルを分ける因子となるもの（文献5より）

	L0 開始食	L1 嚥下食Ⅰ	L2 嚥下食Ⅱ	L3 嚥下食Ⅲ	L4 移行食
食材数	1種類		2種類以上も可		
形態	均質				不均質
形態例	表面がつるつるのゼリー		ざらつきのあるゼリー、ムース状	ペースト状	普通食をやわらかくしたもの
たんぱく質	2g/100g以下	含まれてもよいが、基本的に魚介類・肉類は含まれない	制限なし（魚介類・肉類を含む）		
特徴	お茶ゼリー・果汁ゼリー	L0に比べて離水が多いものも含む	ペースト食をゼラチンでかためたもの。ヨーグルトはL2から提供できる	不均質なものは、ゲル化剤等を使用してまとまりやすくしたもの。クラッシュゼリーはL3から提供できる。まとまりのよい粥はL3から	

表3 嚥下食ピラミッドの形態例（文献5より）

L0：お茶ゼリー、果汁ゼリー（重度の嚥下機能障害者に提供する嚥下食）
L1：ムース状の食品（たんぱく質の多い肉や魚を除く）
L2：ムース状の食品（肉や魚も可）
L3：ペースト、ピューレ状食品
L4：やわらかい食品、形のある食品も多い

コード1jの準備

1. 市販食品選択における注意点

近年、医療介護の分野に関する食品は多く市販されており[5]、筆者らの病院で頻繁に用いているコード1jは、「アイソカル®ジェリー（ネスレ日本）」や「おいしいプロテイン・ゼリー（バランス）」、「プロッカZn（ニュートリー）」などである。前述のとおり、コード0jと比較するとさまざまなゼリーやプリン状の食品が範疇に入るため、ほかにも多くの食品がコード1jとして選択できる。また、一般的に菓子類として販売されているゼリーやプリンの一部もコード1jとして利用できるが、選択には物性などへの注意が必要となる。市販食品ゼリーの中にフルーツなど異なる物性のものが入っていたり、食感を楽しむために過度に硬いもの、逆になめらか過ぎる物性も多く見られる。そして、同じシリーズの製品でも、味によって物性が異なることもある。さらに、提供温度を上げてしまうと軟らかくなり過ぎるものもある[5]ので、摂食嚥下障害患者に提供するまでの品温には十分配慮し、温冷配膳車や氷の入ったバットに入れるなどの工夫を行なう等必要がある。また、コード1jの物性であっても、摂取の前に細かく砕いたり潰してしまうと、物性の難易度が増すため、あくまで「まとまり」の物性であることを念頭に置いて提供すべきである。

次に、医療介護分野に特化したメーカーの食品には、栄養面に配慮されたものが多く、高エネルギーや高たんぱくとなるもの、ビタミンやミネラルが高配合されたものなどが存在する。味の好みで安易に選ぶことなく、まずは栄養面の評価を行ない、摂食嚥下障害患者の病態にあったものを選択する。たとえば、重度の腎障害を合併している患者へ、高たんぱくゼリーを選択するのは不適切な場合もある。主治医とよく相談しながら市販食品を選定することが望ましい。

2. 嚥下調整食の調理方法

嚥下調整食の段階ごとに献立を

第2部 嚥下調整食の物性と評価

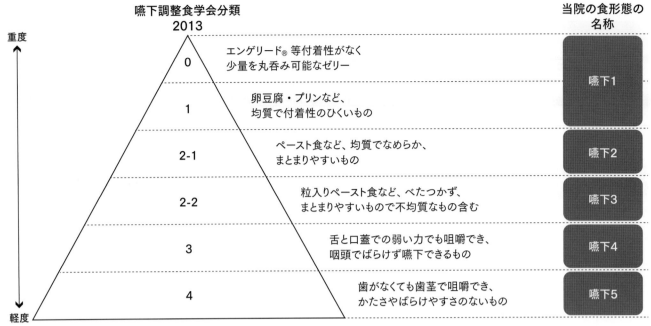

図1　当院の食事形態の段階

立て、一からそれぞれ調理すると、異なる作業工程を求められるうえ、材料費がかさみ、たとえ病院であっても提供に困難が生じる。常食の献立からアレンジして各レベルの嚥下調整食を作成することが現場では多いと考えられる。家庭でも同じく、ほかの家族が食するメニューの品を使って、摂食嚥下障害者向けに物性を調整していくことが多いと予想される。つまり、コード1jを調理する際も、常食として調理された食品を基にして再形成していくことが実際的な調理方法と言える。

≪コード1jの食品作成手順≫
①ハンディフードプロセッサーでペースト状にした、なめらかな食材とゲル化剤を小鍋に入れ、泡立て器で混ぜる。
②❶を鍋に入れて火にかけ、混ぜながら80度まで加熱する。
③❷を器や型に入れて冷却する。

コード1j提供時の評価

コード0jもしくはコード1jのみを摂取できる患者とは、経口摂取をほぼ行なっていない、もしくは積極的には行なえていない患者のはずである。こうした重度の摂食嚥下障害患者は経管栄養を主たる栄養ルートとしていることが多く、誤嚥するリスクも高い。経口摂取開始にはより多くの情報を集めつつ、さまざまな視点から慎重に行なっていく。口腔機能や咽頭機能だけに注目するのではなく、本人の食欲や認知機能、摂取する際の上肢の巧緻性、摂食のペース、栄養状態、発熱や炎症反応の有無などを総合的に評価していくことが必要である。

1. 送り込みの評価

コード1jは咀嚼を必要としないが、食塊を咽頭へ送り込む舌の運動は最低限必要である。舌や口唇がまったく動かせない状態ではコード0j、1jであっても、摂食は基本的に不可能である。このような、送り込み機能が低下している患者にとっては、摂取時の体幹を30度リクライニング位にすることで、咽頭へ送り込みしやすくなる工夫もある。

2. 嚥下反射の評価

嚥下反射とは、咽頭に達した食塊を食道に移送させる反射である。嚥下反射の低下や遅延があると、食塊が気道へ入ることがあり、誤嚥となる。咽頭期の評価は、嚥下内視鏡検査（以下、VE）[6]や嚥下造影検査（以下、VF）[6]を行なうことが望ましい。

摂食嚥下障害患者は、しばしば90度座位では、気管へ食塊が入り、嚥下反射時に誤嚥する危険がある。そのような場合にも、摂取時の体幹を30～60度のリクライニング位にすると安全に飲み込めることがある。このような体幹角度の検討もVEやVFを用いて行なうことが可能である。

コード1jの提供例
―当院の使用例をもとに―

1. 当院の食事形態と学会分類2013

当院は、139床すべてが回復期リハビリテーション病棟（Ⅰ）の認可を受けており、急性期病院で治療を行なったあとのリハビリテーション医療を担っている。入院患者のうち7割が脳卒中患者であり、その約半数が入院時に摂食嚥下障害を呈している。その重症度はさまざまで、摂食嚥下障害のレベルに則した段階的な嚥下調整食の提供が求められている。当院では2010年頃より提供している嚥下調整食の物性測定を行ない、嚥下食ピラミッドを参考にして段階的な嚥下調整食を適切に提供できるように整備してきた。今日では、学会分類2013をほぼ順守している（**図1**）。しかし、そもそも学会分類2013は栄養素量には特別な設定がなされていない。当院では、コード2-1より上は経口摂取のみで栄養素量が補える食事内容を設定しているが、コード1jの段階では補助栄養が必要となる。つまり、1食分をコード1jのみで揃えることは不可能で、1～数品を嚥下訓練食として提供し、主たる栄養は経管栄養により補うことで多くは運用している。

2. 家族指導

　外泊訓練を実施する前や退院する際、自宅で嚥下調整食がつくれるよう、家族に指導を行なう。また、医療介護分野の市販食品を使用する場合には、その購入先や購入方法も案内する。前述したように、一般の市販食品を購入する際には、一見コード1jに含まれていても、実際には範疇を外れるものも多いので注意して指導する。調理指導では、コード別の物性の特性を書面や実際の食品を用いながら説明する。必要に応じて、家族と一緒に調理する場合もある。

【参考文献】
1) 日本摂食嚥下リハビリテーション学会医療検討委員会嚥下調整食特別委員会：日本摂食嚥下リハビリテーション学会嚥下調整食分類2013. 日本摂食嚥下リハビリテーション学会雑誌, 17(3)：255～267, 2013
2) 江頭文江, 栢下淳編著：嚥下食ピラミッドによる嚥下食レシピ125. 医歯薬出版, 2007.
3) 栢下淳編著：病院施設のための嚥下食ピラミッドによる咀嚼・嚥下困難者レシピ100, 医歯薬出版, 2009.
4) 栢下淳編著：嚥下食ピラミッドによるムース食・ペースト食レシピ230, 医歯薬出版 2013.
5) 栢下淳, 藤島一郎編著：嚥下調整食学会分類2013に基づく市販食品300, 医歯薬出版, 2015.
6) 福岡達之編著：言語聴覚士のための摂食嚥下リハビリテーションQ＆A ―臨床がわかる50のヒント―, 協同医書出版社, p44-51, 2016.

Chapter 4
物性別実践事例 ―コード2（2-1、2-2）―

コード2に対する考え方と調理方法

栢下淳子
広島修道大学健康科学部健康栄養学科 教授

かやした・あつこ
1990年、徳島大学医学部栄養学科卒業。同年、小松島赤十字病院（現徳島赤十字病院）に入職。04年には徳島大学大学院栄養生命科学教育部博士後期課程に入学し、13年に博士（栄養学、徳島大学）学位取得。18年より現職

コード2とは

　コード2はペースト状で少し流動的であり、口腔内で保持したり下顎と舌を使い食塊状に形成したりと、簡単な口腔周辺の動きが必要となる食事である。

　一般にはペースト食、ミキサー食、ピューレ食と呼ばれていることが多い。また、ストローで吸ったり、管を通して胃に注入するような流動性のあるミキサー食ではなく、スプーンですくって「食べる」ことができるようなまとまりやすい形態のものである。主食の例としては、とろみ調整食品でとろみを付けた重湯、付着性が高くならないように処理をしたミキサー粥などが挙げられる。

コード2-1、2-2の違い

　「日本摂食・嚥下リハビリテーション学会嚥下調整食分類2013（以下、学会分類2013）」において特徴的な点は、コード2が2つに区分されていることである。ペースト食といっても「ざらつき」があるものもあれば「なめらか」なものもあり、施設や個人の見解が最も分かれるところである。そこで、形態の区別として「均質か均質でないか」が判断基準とされている。このポイントは調理の仕上がりの判断にもなるので、ぜひともおさえておきたい（**表1**）。他分類においても2-1と2-2は明確に分かれていない。たとえば、UDF（ユニバーサルデザインフード）では、学会分類2013の1j～2-2が「かまなくてよい」という区分でくくられている。市販食品を使用する場合は注意が必要である。

　次にコード2の調理に必要な器具類について説明したい。食材を粉砕し、なめらかにするためのものの順に記す。

①フードプロセッサー

　食材を、粗いみじん切りからペースト状にまで細かくすることが可能で、特に肉のミンチ、魚のすり身、野菜のみじん切りなどをつくる時は便利である。水分を多く含まない食材を粉砕するのに適している。大量に調理する時に重宝する。

②ハンディフードプロセッサー

　手で操作できるため扱いが簡単なのが特徴で、食材のロスが少ない。また、手入れがしやすく家庭でも取り入れやすい。しかし、大量の調理には不向きである。

③ブレンダー

　スムージーや果物ジュースをつくるのによく使われるが、完全になめらかな液状にはならない。いきなり材料のみを入れて混ぜると、空回りしたり大きな負荷がかかりうまく回らない。必ず材料の量に合わせて下に水分を入れる必要があるが、加水量の微妙な調節

表1　コード2-1、2-2それぞれの特徴

コード2-1	ピューレ・ペースト・ミキサー食など、均質でなめらかで、べたつかず、まとまりやすいもの。
コード2-2	ピューレ・ペースト・ミキサー食などで、べたつかず、まとまりやすいもので不均質なものも含む。

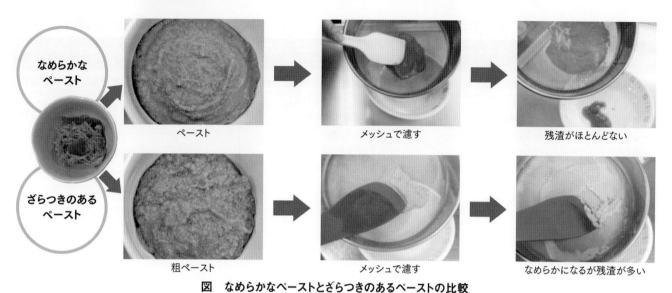

図　なめらかなペーストとざらつきのあるペーストの比較

は難しい。

④その他の器具（計量カップ、濾し器、ヘラ、ミニ泡立て器、メッシュなど）

作業がスムーズかつ的確にできるように周辺の備品も整えておく必要がある。計量カップ（500ccか1000ccのものが作業しやすい）、濾し器、ゴムベラ、ミニ泡立て器など、どれも量販店などで入手できる。食材をミキシングする時に具材を煮汁と分ける場合、煮汁を切るための道具として計量カップと濾し器があるとよい。計量カップは中身が見える透明のもので耐熱性であり、濾し器は計量カップの口にかけられるように直径が同じくらいの大きさにすると作業がしやすい。メッシュはペーストにしたあとにざらつきが残った場合、使用するとなめらかな仕上がりになる。

コード2の調理に必要なとろみ調整食品

とろみ調整食品は、食品の温度に関係なく簡単にとろみをつけることができ、飲み物や料理にとろみをつける際に使用する。主にお茶や水をそのまま飲むとむせる場合に、むせないようとろみをつけて調整するものであるが、水分の多い料理（汁物、めん類、煮浸しなど）にも使用する。水分が多くさらっとしているペースト食にも使用すると、とろみの調整ができる。ただし、入れすぎると付着性が高くなるため製品の性質と食材の水分量を配慮して使用する必要がある。

コード別の調理方法と留意点

（1）コード2-1の調理法

コード2-1は均質なペースト食であるが、均質でなめらかで、べたつかず、まとまりやすいものに仕上げる。特にコード2-1は、仕上がりのなめらかさが重要になってくる。なめらかさはミキシングの時間と加水量に影響を受ける。ミキシングする機材の特徴を把握し、丁寧に根気よくミキシングすることが大切である。たびたびミキシングを止めながら出来具合を確認していると、時間のロスにもなるためミキシング時間はあらかじめ決めておくようにする。また、食材によってざらつきが残るものがある。魚身や肉類などはざらつきの残る食材であり、なめらかにしようとすれば加水量が増える。ミキシング後、ざらつきが残った食材は、メッシュで濾しペーストを均質化させる。なめらかなペーストとざらつきのあるペーストの比較を図に示す。さらに注意する点は、濾すと残渣が残るので栄養量が減少することだ。

第2部 嚥下調整食の物性と評価

表2 不均質なペーストの作成手順

料理そのものに水分が少なく、加水の必要があるものは、次の点に注意すること。
① 加水量が少ないものは、そのまま具材と一緒にミキシングを行なう。
② 加水量が多いものは、最初の加水量を全体の1/3程度にし、粉砕状態を調整しておき、残りの水分を入れた時に一度スプーンで混ぜてからミキシング状態を確認する。まだ粗いようであれば、再度ミキシングする。

表3 加水量に配慮すべきメニュー例

加水が多く必要なメニュー例	加水が少なくてもできるメニュー例
・魚料理（焼く、蒸す、揚げる全般） ・肉料理（焼く、蒸す、揚げる全般） ・卵料理（卵焼き、ゆで卵、目玉焼き） ・豆腐のみ（加水しないと豆腐に戻ってしまう） ・めん類（十分汁を吸わしておく） ・寿司・チキンライスなどのご飯もの（十分汁を吸わしておく） ・お好み焼き・たこ焼き（十分ソースを吸わしておく） ・パン類（十分牛乳などを吸わしておく） ・いも類（特にじゃがいもは） ・根菜類（大根、人参以外）	・大根・茄子・冬瓜の煮付け ・菜っ葉類の煮浸し ・野菜の酢の物 ・もずく酢 ・トマト ・果物全般（例外バナナ）

表4 ミキシングマニュアルの一例

料理名	具の量	水分	ミキシング時間
肉じゃが	300g	煮汁80cc	1分30秒
焼き鮭	150g	MCT21gに水60cc	2分30秒
かぼちゃ含め煮	200g	煮汁40cc	1分

（2）コード2-1の留意点

調理現場で物性を測定しながらミキシングするのは現実的に無理である。まだ施設内できっちりとしたマニュアルができていないのであれば、学会分類2013を参考に、メニューごとのミキシング時間と加水量を統一することをお勧めする。施設によって使用する器具や作成量、メニューなど異なるのは当然だが、誰が調理しても同じ物性・味になるレシピを作成するとよい。

食材によっては加水量が多くなる場合があるが、加水しなくてもよい食材に加水し、とろみ調整食品でまとめたようなペースト食は味が薄くなるばかりか栄養量も減少してしまうため、考慮しなければならない。水分の多いペースト食を提供されると、水分で満腹になってしまい栄養量は確保されない。その対策の1つとして、ペースト食自体に栄養補助食品（MCTオイルやパウダー、コンクジュースなど）を添加して栄養量を補強することができる。

（3）コード2-2の調理法

コード2-2は<u>不均質なペースト食</u>だが、<u>離水がなくまとまっており、べたつきのないペースト</u>に仕上げなければならない。食べたあと咽頭に残留し、誤嚥を引き起こすような不均質さではいけない。

不均質なペーストというと粗めにミキシングすればよいというイメージがわくかもしれないが、実際はなめらかなペースト食よりも注意が必要である。ミキシングしすぎると「不均質」ではなくなり、ミキシングが足りないと「きざみ食」に近い状態になる。ミキシングする時は食材に水分を加えがちだが、不均質なペースト状にするには加水は少量でよい。作業が不慣れな場合は、それぞれの料理を細かく刻んでからミキシングすると、きれいに不均質になる。施設によっては軟らかくしたきざみ食にペースト食を混ぜたものを不均質なペースト食としているケースもある。作成手順とポイントを簡単な例を挙げて記す（**表2**）。

（4）コード2-2の留意点

水分が少ない料理（ハンバーグ、焼き魚、揚げ物など）は、十分加水する必要があるが、食材そのものに水分が含まれるメニュー（大根含め煮、きゅうりの酢の物など）は、加水しなくてもミキシングでき、食材から水分が出てシャバシャバしたものになる。そうなると、水分を濾すかとろみ調整食品でとろみをつけるようになるが、水分が多いと味が薄まりおいしさが半減する。**表3**に加水が少なくてよいメニューと、そうでないものの例を示すので参考にされたい。

最後に、徳島赤十字病院のペースト食作成のためのミキシングマニュアルの一例を示す（**表4**）。このように施設でマニュアルを作成しておくと、調理従事者の新人教育や嚥下食の栄養食事指導、施設間の連携にも役立てることができる。

Chapter 5
物性別実践事例 ―コード3、4―

物性調整の基準を食事に落とし込むためのポイント

髙山仁子

医療法人社団 寿量会 熊本機能病院 診療技術部栄養部

たかやま・まさこ
熊本県立大学食物栄養学科卒業。熊本県立大学大学院博士前期課程修了。2003年より医療法人社団寿量会熊本機能病院勤務。管理栄養士、日本静脈経腸栄養学会認定NST専門療法士、日本病態栄養学会認定病態栄養専門師、糖尿病療養指導士、一般社団法人回復期リハビリテーション病棟協会理事・栄養委員長

コード3および
コード4の位置づけ

　日本摂食・嚥下リハビリテーション学会嚥下調整食学会分類2013（以下、学会分類2013）によると、コード0jと0tは嚥下訓練食品、コード1以降が栄養摂取を目的とした嚥下調整食とされる。嚥下調整食の中でも、1jはゼリー状の食事、コード2はペースト状の食事であり、コード3およびコード4は形のある軟らかい食事とおおまかに区分できる。

　摂食嚥下リハビリテーションや加齢による嚥下機能低下において、コード3およびコード4の嚥下調整食は主として経口からの栄養摂取のツールであり、食べる喜びの源ともなる食事である。食材の種類や料理の幅が広がる反面、誤嚥や窒息に特に配慮した内容である必要がある。また、あえて数値的な基準が示されていないため、施設間での解釈の差が生じることも推測される。それだけにコード3、4の物性調整と嚥下機能評価は重要である。

コード3および
コード4の概要

　コード3（嚥下調整食3）は、「形はあるが、歯や補綴物がなくても押しつぶしが可能で、食塊形成が容易であり、口腔内操作時に多量の離水がなく、一定の凝集性があって咽頭通過時のばらけやすさがないもの。やわらか食、ソフト食などといわれていることが多い」[1]とされている。形があり、そのまま丸呑みすることは不可能であるが、舌で口蓋（上顎）に押しつけてつぶせる軟らかさの食事である。上下の歯や義歯、歯槽堤（歯茎）などを合わせることによる粉砕・すりつぶしなどの必要はない[2]。

　コード4（嚥下調整食4）は、「誤嚥や窒息のリスクのある嚥下機能および咀嚼機能の軽度低下のある人を想定して、素材と調理方法を選択した嚥下調整食」[1]とされている。舌で口蓋に押しつけてつぶすことは困難で、上下の歯や義歯、歯槽堤などを合わせることによる粉砕・押しつぶしの必要がある食事である。ただし、健常者並みの咀嚼力は想定しておらず、コード3との違いは主に硬さである[2]。

　これらの基準をもとに作成した当院における嚥下調整食基準表の抜粋を**表1**に示す。主食はコード3の場合、酵素を加えて離水をおさえるよう調整した嚥下粥、コード4は全粥や軟飯、パンやめん類も症例によっては可としている。コード3およびコード4は、**表1**からもわかるように、通常、経管栄養との併用はなく、嚥下調整食（経口）からの栄養補給のみとなる。経口からの食事摂取量はさま

第2部 嚥下調整食の物性と評価

表1 当院における嚥下調整食基準表（一部抜粋）

食種	コード3（嚥下調整食3）	コード4（嚥下調整食4）
訓練の内容	形成訓練	咀嚼訓練
特色	舌と口蓋間で押しつぶしが可能なもの 押しつぶしや送り込みの口腔操作を要する	誤嚥と窒息のリスクを配慮した素材と調理方法 歯が無くても可能だが、「つぶす・すりつぶす」ことが必要
咀嚼能力	舌と口蓋間で押しつぶしが必要	上下の歯槽堤間で押しつぶすことが必要
目的	咀嚼後バラバラになりにくい 歯茎で押しつぶすことが可能	咀嚼力が必要
食形態の形状	形はあり押しつぶしが容易 食塊形成や移送が容易 咀嚼でばらけず嚥下しやすいように配慮されたもの	硬さ・ばらけやすさ・粘りつきやすさなどのない料理
主食	嚥下粥	全粥 軟飯 パン・麺も可
おかず	ソフト、やわらか、あんかけ	軟菜一口大
エネルギー（kcal）	1400	1600
たんぱく質（g）	55	60
水分（mℓ）	900	1000
実際の食事形態		
他の分類との対応	嚥下食ピラミッドL4（移行食） UDF3（舌でつぶせる） スマイルケア③（舌でつぶせる）	嚥下食ピラミッドL4（移行食） UDF2（歯ぐきでつぶせる） UDF1（容易にかめる（一部）） スマイルケア④（歯ぐきでつぶせる）

熊本機能病院

ざまな要因に影響され、ともすると嚥下調整食に移行後、体重減少を来す症例もあることから、摂取量や体重変動をモニタリングし、適切な栄養管理を同時に行なうことが重要である。

物性調整のポイント

小城[2]は、コード3およびコード4における物性調整時のポイントについて、以下のようにまとめている。

（コード3）
①舌で口蓋（上顎）に押しつけてつぶせる軟らかさ
②体温下（口腔内）および押しつぶしによる離水が少ない
③つぶした後ばらばらにならず、食塊としてまとめやすい
④食塊の粘膜への張り付き感・残留感が少ない

（コード4）
①箸やスプーンで容易に切れる軟らかさ
②体温下（口腔内）および粉砕・すりつぶし・押しつぶしによる離水が少ない
③粉砕・すりつぶし・押しつぶし後、ばらばらにならず、食塊としてまとめやすい
④食塊の粘膜への張り付き感・残留感が少ない

学会分類2013では、コード1j、2までは、肉や野菜などの固形材料については、ミキサーなどですりつぶして再形成したものが想定されているが、コード3については必須ではない。上記の条件を満たせば、つなぎを工夫した軟らかいハンバーグの煮込みや、あんかけをした大根や瓜の軟らかい煮物、軟らかく仕上げた卵料理など、素材や調理方法に配慮した一般的な料理も含むとされている。市販の肉や魚、野菜類を軟化させた製品の多くもこの段階に含まれる。コード4は軟菜食、移行食としばしば呼ばれるものであり、素材に配慮された和洋中の煮込み料理、卵料理などの一般食も多く含まれる。また、刻んだ食事にあんをかけた、いわゆる「刻みとろみ」食

Chapter 5

表2 コード3およびコード4における料理別物性調整の工夫例

	コード3	コード4
名称例	ソフト食、やわらか食	軟菜食、移行食
肉料理	軟らかい素材の市販品、つなぎを工夫した肉種作成（ひき肉使用）、ソース、たれ、あんに工夫	精肉使用（部位を選定）、酵素、重曹の活用、つなぎを工夫した肉種作成（ひき肉使用）、湯煎調理、圧力調理
魚料理	軟らかい素材の市販品、酵素処理 煮魚にしてあんかけ、ゼリー寄せ	鮮魚、冷凍魚使用（皮なし）、フライは煮てから卵でとじる、ソースに工夫
卵料理	軟らかいスクランブルエッグ、温泉卵	だしまき卵、卵とじ
大豆料理	豆腐そのまま、豆類調理後再形成	豆腐そのまま、大豆圧力鍋調理
野菜料理	軟らかい素材の市販品、生鮮品は重曹、圧力調理、熟煮、再形成、あんかけ	生鮮品もしくは冷凍野菜使用 葉先使用（葉物）、皮をむく、煮る
その他	くずまんじゅう、やわらかチョコ	めん類（あんかけ）、フレンチトースト

【コード3のビーフシチュー】
〈材料〉
軟化市販食材（牛肉、玉ねぎ、にんじん、じゃがいも）赤ワイン、バター、デミグラスソース、コンソメ、塩、こしょう、生クリーム

〈つくり方〉
①食材はスチームで解凍し、皿に盛る
②赤ワイン、バター、デミグラスソース、コンソメ、塩、こしょうをともに鍋に入れて加熱し、シチューソースをつくり、❶にかける
③最後に生クリームをまわしかければ出来上がり

※市販食材を使わない場合
牛肉、長いも、卵、油、だしをミキサーにかけたものを再形成して加熱調理。食べやすく切って圧力鍋にかけた野菜とソースで煮る

【コード4のビーフシチュー】
〈材料〉
牛肩ロース、軟化調味料、玉ねぎ、にんじん、じゃがいも、赤ワイン、バター、デミグラスソース、コンソメ、塩、こしょう、生クリーム

〈つくり方〉
①軟化調味料を溶かした液体に牛肉を1時間ほどつける
②❶を一口大に丸めスチコンで加熱する
③野菜は皮をむき食べやすい大きさに切りスチームをかける
④❸を油で炒め、しんなりしたら❷を加えてさらに炒める
⑤赤ワイン、バター、デミグラスソース、コンソメ、塩、こしょうを加えて、野菜が軟らかくなるまで煮込む
⑥最後に生クリームをまわしかけて出来上がり

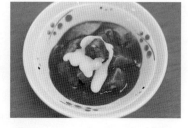

図 コード3および4における調理の違い

については、刻んであるものの硬さによりコードが違う。舌と上顎で押しつぶすことができればコード3、上下の歯槽堤間ですりつぶし、押しつぶしが可能なものはコード4である。すりつぶすことができないほど硬いものや、上にかけるあんが広がってしまうものは嚥下調整食には該当しない[2]。さらに、普通食を摂取している患者と比べて嚥下調整食を食べている患者は摂取エネルギー、たんぱく質ともに少なく、その差は約500kcal、たんぱく質20gにも相当する[3]ことから、栄養的な側面からの配慮も欠かせない。

本年、回復期リハビリテーション病棟の多施設によるコード3およびコード4の嚥下調整食について調査・編集する機会があり、そこから得られた物性調整の工夫について表2にまとめた。実際にコード3では、軟化させた市販品の利用が多く、肉種のつなぎは長いもや卵が活用されていた。野菜類は市販品のほか、葉物や青物は重曹、根菜やいも類は圧力鍋などを使用するなど、素材による使い分けも見られた。コード3、4ともに切り方を工夫したり、栄養価を上げるために油脂やソースにひと手間かけて添加するなどされていた。

参考までに、ビーフシチューの展開を紹介する（**図**）。

コード3およびコード4の対象者と嚥下機能評価

摂食嚥下の5期モデルと学会分類2013を照らし合わせると、コード3およびコード4の対象者は次のとおりと考えられる[4]。

コード3は舌と口蓋間の押しつぶしが可能なため、口の動きは上下の動きのみでも食べることができる。準備期や口腔期の動作に障害がある、つまり、食塊を形成するために必要なあごの運動や舌の動きに障害があり、食塊を上手に形成できず食塊を舌の動きにより前方から後方へ送り込むことができない患者が対象である。認知機能や口腔咽頭機能の低下につれ

表3 当院における評価のポイント

	評価ポイント	コード3	コード4
先行期	覚醒している	○	○
	食事を認識している	○	○
準備期	口唇閉鎖	△〜○	○
	義歯の適合	なくても可	△〜○
	咀嚼	なくても可	○
	食塊形成	△〜○	○
口腔期	送り込み	△〜○	○
咽頭期	嚥下	△〜○	○
食道期	逆流がない	○	○

て、咀嚼運動も単調となる。食形態にかかわらず常に同じようなペースでずっとモグモグしているような場合もコード3の適応となる[5]。

コード4もまた、準備期や口腔期の動作に障害がある患者が対象となる。押しつぶしが舌と口蓋間の押しつぶしだけでは不可となるため、コード3の対象者よりあごや舌の動きが良好な患者が対象となる。咀嚼時の口角の横への動きが大きく目立つようになったり、左右に動く際に、口唇が軽く開くようになっていたりする場合もコード4の適応となる[5]。

当院では、「意識障害がない」「呼吸状態が安定している」「口腔内環境が整っている」「全身状態が安定している」の4項目を前提条件としたうえで表3のポイントを参考に、多職種によるチームで評価している。

地域と在宅へつなぐために

回復期リハビリテーション病棟多施設調査によると、経管栄養の状態で入院した脳卒中患者の71％は退院までに何らかの食事摂取が可能となり、53％は3食経口摂取となったことが報告されている[6]。別の調査では退院時3食経口摂取の場合、82％が在宅復帰していた[7]。周知のとおり、2016年度の診療報酬改定では、がん、摂食嚥下機能低下、低栄養の栄養食事指導対象が増加し、特に「医師が、硬さ、付着性、凝集性などに配慮した嚥下調整食（日本摂食嚥下リハビリテーション学会の分類に基づく）に相当する食事を要すると判断した患者であること」と明示された。

口から食べる重要性の高まりと、誤嚥性肺炎予防の両面からも嚥下調整食の需要は今後ますます増加することが予想される。また、地域包括ケアの推進により、施設間や地域との連携は必須である。学会分類2013は嚥下調整食の共通用語づくりのためにつくられた。基準に基づいた嚥下調整食の知見を深め、サマリーなどで情報共有することはもちろんだが、嚥下調整食を患者の目線で捉え、実践できるツールとして活用されることを期待している。

【参考文献】
1) 日本摂食嚥下リハビリテーション学会医療検討委員会嚥下調整食特別委員会「日本摂食・嚥下リハビリテーション学会嚥下調整食分類2013」『日本摂食嚥下リハビリテーション学会雑誌』17, 255-67, 2013.
2) 小城明子「嚥下調整食学会分類2013 食事について」『臨床栄養』124 (5), 539-43, 2014.
3) 中込弘美「コード3およびコード4の適応となる対象者」栢下淳・髙山仁子編『嚥下調整食学会分類2013に基づく回復期リハビリテーション病棟の嚥下調整食レシピ集105』医歯薬出版, 2016
4) Wright L, Cotter D, Hickson M, Frost G:Comparison of energy and protein intakes of older people consuming a texture modified diet with a normal hospital diet. J Hum Nutr Diet, 18 (3), 213-219, 2005.
5) 吉田光由『市販食品の利用のための食事観察のコツ：嚥下調整食学会分類2013に基づく市販食品300』医歯薬出版, 2015.
6) 髙山仁子、西岡心大、岡本隆嗣ほか「回復期リハビリテーション病棟における脳卒中患者の摂食嚥下障害と栄養状態の多施設実態調査」Jpn J Compr Rehabil Sci 9:11-21, 2018
7) 西岡心大、髙山仁子、渡邉美鈴ほか「本邦回復期リハビリテーション病棟入棟患者における栄養障害の実態と高齢脳卒中患者における転帰、ADL帰結との関連」日本静脈経腸栄養学会雑誌2015年30巻5号p.1145-1151

Chapter 6
物性別実践事例 —とろみ—

とろみの物性の考え方と調整法について

山縣誉志江

県立広島大学人間文化学部健康科学科 助教

やまがた・よしえ

2007年、県立広島女子大学生活科学部健康科学科卒業。09年、県立広島大学大学院総合学術研究科修士課程修了。12年4月より現職。同年、徳島大学大学院栄養生命科学教育部、博士（栄養学）取得。共著に「嚥下調整食学会分類2013に基づく市販食品300」（医歯薬出版）、「イチからよくわかる摂食・嚥下障害と嚥下調整食」（メディカ出版）などがある

はじめに

粘性の低い液体は咽頭通過速度が速く、咽頭でまとまりを保ちにくいため、嚥下障害者にとって誤嚥しやすい物性である。一度誤嚥すると、再び誤嚥することを恐れ、水分の摂取を控えてしまうことも少なくない。これを防ぐため、とろみ調整食品によりとろみをつけることで咽頭通過速度を落とし、まとまりをもたせ、より安全に水分補給をする必要がある。しかし、とろみの付与により飲む際のさっぱり感が減るなどの理由から、摂取量が少なくなることが報告されている[1]。脱水のリスクを減少させるためには、適切なとろみの提供および水分摂取量のチェックが必要となる。また、とろみをつけすぎると咽頭残留の危険性が増すため注意が必要である。濃いめのとろみが必要な場合は、ゼリーを用いて咽頭をクリアにするなどの工夫をする。

現在市販されているとろみ調整食品は、主原料によりデンプン系、グアーガム系、キサンタンガム系の3種類に大別される。キサンタンガム系が主流となり約15年が経過した現在でも、さまざまな新製品が発売され続けているが、キサンタンガム系の製品の中では大きな違いは少ないため、製品の質（味の変化や透明度など）、使いやすさ（ダマのできやすさや添加量の調節のしやすさなど）、価格など、使用者が何を重視するかにより、実際に使用してみて製品を選択すればよいと考える。

学会分類2013（とろみ）

日本摂食・嚥下リハビリテーション学会嚥下調整食分類2013（以下、学会分類2013）では、食事とは別に、とろみの早見表およびその解説文が本文に示されている。早見表を使用する場合は、必ず本文を熟読する必要がある。学会分類2013（とろみ）では、とろみの段階を、「段階1：薄いとろみ」、「段階2：中間のとろみ」、「段階3：濃いとろみ」の3段階に分けている（**表1**）。これらの段階の番号は、とろみ調整食品の使用量の少ない順に示したものであり、難易度を示すものではないことを理解する必要がある。また、薄いとろみ以下に該当するごく薄いとろみや、濃いとろみ以上に該当する著しく濃いとろみは推奨していない。

学会分類2013（とろみ）早見表では、各段階のとろみの主観的な指標として、飲んだ時の性状および見た時の性状を、客観的な指標として、粘度およびLST（Line Spread Test）値を示している。主観的な表現が詳細になされているが、実際どの程度かをより理解するため、各段階の粘度の目安とな

第2部 嚥下調整食の物性と評価

表1 学会分類2013（とろみ）早見表

	段階1 薄いとろみ 【Ⅲ-3項】	段階2 中間のとろみ 【Ⅲ-2項】	段階3 濃いとろみ 【Ⅲ-4項】
英語表記	Mildly thick	Moderately thick	Extremely thick
性状の説明 （飲んだ時）	「drink」するという表現が適切なとろみの程度 口に入れると口腔内に広がる液体の種類・味や温度によっては、とろみがついていることがあまり気にならない場合もある 飲み込む際に大きな力を要しない ストローで容易に吸うことができる	明らかにとろみがあることを感じ、「drink」するという表現が適切なとろみの程度 口腔内での動態はゆっくりですぐには広がらない 舌の上でまとめやすい ストローで吸うのは抵抗がある	明らかにとろみがついていて、まとまりが良い 送り込むのに力が必要 スプーンで「eat」するという表現が適切なとろみの程度 ストローで吸うことは困難
性状の説明 （見た時）	スプーンを傾けるとすっと流れ落ちる フォークの歯の間から素早く流れ落ちる カップを傾け、流れ出たあとには、うっすらと跡が残る程度の付着	スプーンを傾けるととろとろと流れる フォークの歯の間からゆっくりと流れ落ちる カップを傾け、流れ出たあとには、全体にコーティングしたように付着	スプーンを傾けても、形状がある程度保たれ、流れにくい フォークの歯の間から流れでない カップを傾けても流れ出ない（ゆっくりと塊となって落ちる）
粘度(mPa·s) 【Ⅲ-5項】	50 - 150	150 - 300	300 - 500
LST値(mm) 【Ⅲ-6項】	36 - 43	32 - 36	30 - 32

学会分類2013は、概説・総論、学会分類2013（食事）、学会分類2013（とろみ）から成り、それぞれの分類には早見表を作成した。本表は学会分類2013（とろみ）の早見表です。本表を使用するにあたっては必ず「嚥下調整食学会分類2013」の本文をお読みください。なお、本表中の【　】表示は、学会分類2013本文中の該当箇所を指します。
粘度：コーンプレート型回転粘度計を用い、測定温度20℃、ずり速度50sec-1における1分後の粘度測定結果。【Ⅲ-5項】LST値：ラインスプレッドテスト用プラスチック測定板を用いて内径30mmの金属製リングに試料を20mL注入し30秒後にリングを持ち上げ、30秒後に試料の広がり距離を6点測定し、その平均値をLST値とする。【Ⅲ-6項】
注1. LST値と粘度は完全には相関しない。そのため、特に境界値付近においては注意が必要である。
注2. ニュートン流体ではLST値が高く出る傾向があるため注意が必要である。

表2 各段階のとろみの程度と食品例

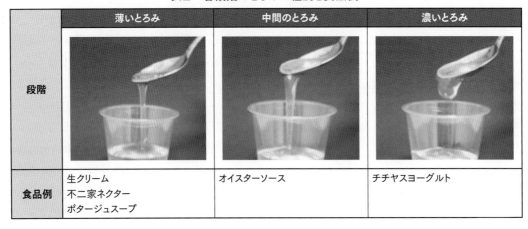

	薄いとろみ	中間のとろみ	濃いとろみ
段階			
食品例	生クリーム 不二家ネクター ポタージュスープ	オイスターソース	チチヤスヨーグルト

る食品例を**表2**に示した。食品例に示した市販食品は、客観的な評価指標である粘度が各段階の粘度の範囲内を示した食品である。

どの段階のとろみが適するかは症例により異なる。学会分類2013の本文では、脳卒中後の嚥下障害などで、まず試すとろみの程度は中間のとろみであると示されている。中間のとろみを適用している症例では、適宜、薄いとろみでも安全に飲むことができるかどうか の評価を行なうことを推奨している。濃いとろみでは、中間のとろみで誤嚥のリスクがある症例でも、安全に飲むことができる可能性があるとされている。比較的健康な高齢者（平均年齢84±3歳）が飲み込みやすいと評価したとろみは、薄いとろみやそれ以下の粘度を示すとろみであった[2]。ただし、「飲み込みやすい＝誤嚥しない」ではないため、嚥下障害のある患者ではつけ過ぎではない程度 にとろみをつけ、安全かつ水分補給しやすいとろみをめざすべきであると考えられる。

とろみの客観的な評価方法

早見表に示されている粘度は、コーンプレート型回転粘度計を用い、測定温度20℃、ずり速度50s^{-1}にて測定した時に得られた値が、どの段階の粘度範囲に入っているかで評価をする。得られる粘度は、

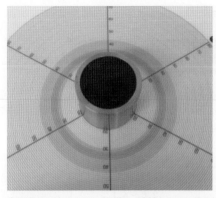
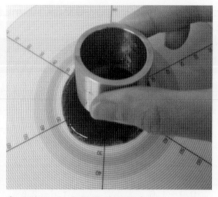
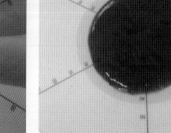

①測定板の中央にリングを置き、試料を20mL注入する。
②30秒後、リングを垂直に持ち上げる。
③30秒後に試料の広がり距離を6点測定し、その平均値をLST値とする。

図　LSTの手順

測定条件により異なるが、このずり速度$50s^{-1}$は、嚥下障害者に適切なとろみの程度を評価していくうえで、現在最も適切であると考えられている測定条件である[2-4]。粘度の範囲は、薄いとろみは50～150 mPa・s、中間のとろみは150～300 mPa・s、濃いとろみは300～500 mPa・sとされている。この粘度を評価する粘度計は、非常に高額なレオロジー測定装置であり、現在のところ所有する施設は限られている。そこで、このような機器測定ができない臨床現場などにおいてもとろみの程度が評価できるよう、簡易的な粘度測定方法であるLST（Line Spread Test）の値を併記している。LSTは、粘度を明確に測定するために用いるのは難しいが、とろみの分類には有用であるとされている[5]。LSTでは、専用の測定板とリングを用い、試料がどれだけ水平方向に広がったかでとろみの段階を評価する（図）。使用する測定板およびリングがセットになった「簡易とろみ測定板（ラインスプレッドテスト）セット」は、サラヤ株式会社のSARAYA公式通販から購入可能である。

この粘度範囲およびLST値の範囲を決定する際、主にキサンタンガム系のとろみ調整食品を使用して作製したとろみ水で検討をしたため、キサンタンガム系のとろみ水とは流動特性の大きく異なるもの（例：栄養剤にとろみをつけたものなど）では、とろみの程度が正しく評価できない可能性が示唆された[6]。LSTを用いてキサンタンガム系のとろみ水以外の評価をする場合には、併せて官能評価を行なうなどの注意が必要である。

とろみ調整食品の使用に際して

とろみ調整食品を使用する際は、ダマにならないように注意しながらとろみをつける。液体を撹拌しながら、反対の手である程度の速さをもって添加し、30秒以上撹拌する。一気に添加すると水に触れない部分ができてダマになりやすく、添加がゆっくり過ぎるととろみがついた液体にさらに添加する形となり、この場合もダマになりやすい。さらに、温度が高い液体ではダマになりやすい傾向が見られるため、高温の場合は撹拌スピードを上げるなど工夫するとよい。とろみ調整食品がもつゲル化の能力を充分に発揮させるには、撹拌後、5～10分程度静置する必要がある。作製後すぐに、とろみの程度が弱かったと判断し、とろみ調整食品を追加するのは間違いである。また、栄養剤にとろみをつける場合は、撹拌後に5分程度静置し、さらに30秒撹拌をすると、とろみがつきやすくなる。

表3に、学会分類2013（とろみ）の各段階のとろみを作製するための、とろみ調整食品の添加量（水100mLにとろみをつける場合）を示した。同じ段階のとろみをつける場合であっても、とろみ調整食品により添加量が異なることがわかる。製品を切り替える際は、実際にとろみを作製し、その程度を確認する必要がある。また、とろみ調整食品の添加量は、水にとろみをつける場合と、お茶、牛乳、みそ汁、オレンジジュースなどのその他の飲料などに使用する場合で、同じ程度の粘度にするために必要な使用量が異なる。さらに、同じ飲み物にとろみをつけた場合でも、温かい場合は粘度が低く、冷たい場合は粘度が高くなる。嚥下造影検査で造影剤を添加する場合も同様に、同じとろみ調整食品の添加量では、造影剤のあるなしで粘度が異なる。検査食の作製時には、造影剤による物性の変化を

第2部 嚥下調整食の物性と評価

表3 とろみ調整食品の添加量の目安（水100mL 当たり）

学会分類2013（とろみ）に基づく各種使用目安量

商品名 \ 使用目安量(g)	薄いとろみ	中間のとろみ	濃いとろみ
トロミスマイル	0.4～1.1	1.2～2.2	2.3～3.5
トロミパワースマイル	0.3～0.8	0.9～1.5	1.6～2.5
トロミクリア	0.4～1.2	1.3～2.3	2.4～3.5
明治トロメイク®SP	0.5～1.2	1.2～2.0	2.0～3.1
トロミアップパーフェクト	0.5～1.0	1.0～2.0	2.0～3.0
新スルーキングi	0.5～1.0	1.0～2.0	2.5以上は推奨しない
ソフティアS	0.9～1.6	1.6～2.6	2.6～4.1
ネオハイトロミールR&E	0.6～1.2	1.2～2.1	2.1～3.4
ネオハイトロミールⅢ	0.4～0.8	0.8～1.4	1.4～2.2
つるりんこ Quickly	0.7～1.3	1.3～2.2	2.2～3.3
トロメリン®Ex	0.4～1.1	1.1～1.8	1.8～2.7
トロメリン®V	0.5～0.9	0.9～1.4	1.4～2.1

- 測定方法・条件は、学会分類2013（とろみ）の規定に準じています。
- 本表は商品の優劣を決定するものではありません。実際の使用料、使用方法は、医師、栄養士等の指導に従って、ご使用ください。
- とろみ調整食の種類によって、粘度以外の特性（付着性）が異なるため、使用に際しては、まず試飲していただくことをお願いいたします。
- 使用目安量は各社の測定に基づいており、あくまでも参考としてください。

（ヘルシーネットワーク製品カタログ「はつらつ食品」2016年10月～2017年3月号より引用改変）

念頭に置く必要がある。

近年販売されているとろみ調整食品やゲル化剤は、添加により飲み物や食事の味が大きく劣化するものは少なくなってきている。しかし、飲み物の粘度が高くなるほど、フレーバーリリース（味や香りの強度・感じ方）が低下する。これは、とろみだけでなく、ゼリーでも同様である。物性と味を総合的に考えて、それぞれの濃度の調整をするのが好ましい。

【参考文献】
1) Murray J, Miller M, et al：Intake of thickened liquids by hospitalized adults with dysphagia after stroke, Int J Speech Lang Pathol, 16, 486-94, 2013.
2) Yamagata Y, Izumi A, et al：Determination of a Suitable Shear Rate for Thickened Liquids Easy for the Elderly to Swallow, Food Sci. Technol. Res. 18：363-369, 2012.
3) National Dysphagia Diet Task Force：National dysphagia diet: Standardization for optimal care. Chicago, IL: American Dietetic Association, 2002.
4) 藤谷順子, 飯島正平：Shear-thinnig rateの差を利用した官能試験によるとろみ液粘度測定条件の検討―健常者での検討―, 嚥下医学, 2：75-81, 2013.
5) Mark A, Nicosia, Robbins J：The Usefulness of the Line Spread Test as a Measure of Liquid Consistency, Dysphagia, 22：306-311, 2007.
6) 山縣誉志江, 栢下淳：性質の異なるとろみを使用した学会分類2013（とろみ）の検証. 日摂食嚥下リハ会誌, 19, 109-116, 2015.

第3部

とろみとペーストの物性調整

Chapter 1 食べる楽しみを鑑みたとろみの考え方

嚥下機能ととろみ・ペーストの適応

大熊るり
医療法人社団 東山会 調布東山病院 リハビリテーション科 リハビリテーション室長

おおくま・るり
1993年、東京慈恵会医科大学医学部卒業。東京慈恵会医科大学附属病院にて研修。95年2月より、東京都リハビリテーション病院リハビリテーション科。96年5月より、聖隷三方原病院リハビリテーション診療科。2000年7月より、東京慈恵会医科大学リハビリテーション医学教室。02年6月より、初台リハビリテーション病院診療部。11年5月より、調布東山病院勤務。(現在:リハビリテーション室長)。日本リハビリテーション医学会認定臨床医、日本リハビリテーション医学会専門医、日本摂食嚥下リハビリテーション学会評議員、日本摂食嚥下リハビリテーション学会認定士、東京摂食嚥下研究会幹事

はじめに

摂食嚥下障害者に食事を提供する際、私たちは安全性(誤嚥や窒息のリスクの低減)に配慮する。誤嚥や窒息を防ぐ手立ての1つとして、食品のペースト状への加工や、飲み物へのとろみ付けがあるが、すべての食事をペースト状にし、飲み物にとろみをつければ問題が解決するわけではない。人は誰でも、好きな物を好きなように飲んだり食べたりしたいもので、食形態の調整は、「食べる楽しみ」に反する行為となりやすい。そのため、実際の臨床場面では、ペースト状の食事やとろみ付きの飲み物を拒否する方が少なくない。適切に食形態の調整を行うためには、食事を提供する側が摂食嚥下障害者の病態を正しく把握し、何のために調整するのかを食べる側の摂食嚥下障害者と共有することが大切である。

摂食嚥下の過程と障害の原因

摂食嚥下は、口腔、咽頭、喉頭、食道など多くの器官が互いに関連をもちながら動くことにより、食物を口から胃まで運ぶ過程であり、以下のような流れとして考えることができる(**図1**)。

1. **先行期(認知期)**:食物を認識し摂食嚥下の開始点となる
2. **捕食**:食物を口に運び、口唇と前歯で口腔内に取り込む
3. **口腔準備期**:食物を咀嚼して唾液と混合し、飲み込みやすい状態に整える(食塊形成)
4. **口腔期**:食塊を舌の運動により咽頭へ送り込む
5. **咽頭期**:嚥下反射により食塊を咽頭から食道へ送り込む
6. **食道期**:食道の蠕動や重力により食塊を胃まで送る

嚥下調整食を提供する際には、この過程のなかのどの部分に、どの程度の問題が起きているのかを考えて食形態を調整する必要がある。

次に、どのような原因で、これらの過程に問題が起きるのか、例を挙げてみる。

1. **先行期(認知期)**:認知症のため食物が認識できない
2. **捕食**:顔面神経麻痺のため食べ物が口からこぼれる
3. **口腔準備期**:義歯が合っておら

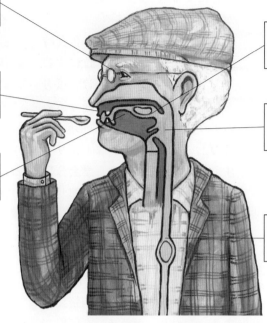

図1　摂食嚥下の過程

ず食べ物を咀嚼できない
4. **口腔期**：舌がんで舌を半分切除したため食塊を咽頭へ送り込めない
5. **咽頭期**：脳卒中のため嚥下反射が起きにくくなっている
6. **食道期**：加齢による食道蠕動の低下で食塊が食道内に残る

　これらは、摂食嚥下障害の原因疾患の一例であり、実際にはさまざまな原因で摂食嚥下に問題が生じる。
　では、とろみ付きの飲み物やペースト状の食べ物は、摂食嚥下の過程のどこが、どのように障害されている場合に適応となるのだろうか。

とろみやペーストが適応となる各期の障害

　液体へのとろみ付けや、ペースト状の食事が適応となる病態を、口腔準備期、口腔期、咽頭期、食道期の問題に分けて整理する。

1. 口腔準備期の問題

　私たちはどのような硬さの食べ物を食べても、飲み込みやすいよう自分の力で食形態を調整している。口腔準備期は、食物を咀嚼して唾液と混合し、飲み込みやすい状態＝ピューレ状またはペースト状に整える（食塊形成する）段階である。口の中で嚥下調整食をつくる段階と考えることもでき、口腔準備期があるので、私たちは煎餅もゼリーも同じように飲み込むことができるのである。したがって、この段階に問題があり、自身の口腔内で食形態の調整ができない場合、そのまま丸呑みしても窒息することなく咽頭を通過できるよう、あらかじめゼリー状やペースト状にした食物を提供する必要がある。

　咀嚼、唾液分泌、舌運動のいずれかに問題が生じると、食塊形成が行えず嚥下に支障を来す。歯の欠損や義歯の不適合など歯科的な問題があれば、十分な咀嚼ができない。また、咀嚼＝歯というイメージがあるが、舌の動きも重要である。食物を臼歯の上に載せてすり

第3部 とろみとペーストの物性調整

潰すことができるのは、舌の働きがあってこそのこと。舌運動に問題があると有効な咀嚼ができなくなる。そして、唾液分泌の減少も、食物をペースト状にするのを妨げる。これらの口腔機能の低下は加齢に伴いしばしばみられ、また、神経疾患や膠原病などによっても生じる。

口腔準備期の障害が軽度であれば、日本摂食・嚥下リハビリテーション学会嚥下調整食分類2013（以下、学会分類2013）[1]のコード3、4レベル、軟らかめの食事で対応することが可能だが、障害が重度で、咀嚼や食塊形成が難しい場合、コード2または3で対応することとなる。

口腔準備期の障害に対し、きざみ食で対応することもある。しかし、食物を「刻む」ということは、単に食べ物を細かくするだけであり、本来の咀嚼・食塊形成の作業の代わりとなるものではない。きざみ食の提供は、口腔機能に問題がある人にとって、「処理しきれない量の粉砕食物が強制的に供給される」ことになりかねず、誤嚥の危険を増加させる可能性がある。「きざみ食は、摂食嚥下における安全性を高める食形態ではない」という認識をもち、やむを得ずきざみ食を用いる場合は、餡かけにするなど食物のカケラとカケラを結びつける「つなぎ」を工夫する必要がある[2]。

2.口腔期の問題

口腔期は、食塊が舌の運動によって咽頭へ送られる工程である。脳卒中や神経筋疾患により舌運動が障害された場合や、舌がんなどで舌を切除した場合には、この舌による送り込みの動きに問題が生じる。

送り込みが困難な場合、摂食時の姿勢をリクライニング位にすることで口腔内に傾斜をつけ、重力を利用して食塊を咽頭へ送り込めるようにする。その際の食形態は、舌の上を滑りやすく、まとまりやすいものが適しており、学会分類2013のコード0jまたは1のゼリーを用いることが多い。ゼリーは、均質で、付着性が低く、凝集性が高く、硬さが軟らかく、離水が少ないなど、嚥下に有利な性質をもっている代表的な嚥下調整食である。しかし、ゼラチンを使用したゼリーは、口腔内や咽頭で数秒以上停滞した場合、体温で溶けて液状となる。そのため、送り込みに時間を要するケースでは、ゼリーが液状化して咽頭へ流入し、誤嚥を招く場合がある。したがって、送り込みの問題でも、口腔内に食物を溜め込むような場合には、ゲル化剤（増粘多糖類）を使ったゼリーまたは、とろみ付き液体や付着性の低いペースト状の食品が適している。

また、液体を飲み込む時には、一旦液体を口腔内に保持したあと、咽頭へ送り込むことが多い。これにより、嚥下反射がタイミングよく起こり、誤嚥せずに嚥下することができる。口腔準備期や口腔期に問題があり、口腔内での液体の保持ができないと、嚥下反射のタイミングが合わずに誤嚥する。液体は飲み込む時にタイミングを合わせにくい性質（物性）をもっている（後述）。口腔内保持や送り込みの問題で、飲み物や汁物など液体を飲む際に誤嚥の危険がある場合、とろみ調整食品（とろみ剤、増粘剤）などを用いてとろみをつけることで誤嚥を防ぐ。

3.咽頭期の問題

咽頭期は、嚥下反射により食塊を咽頭から食道へ送り込む段階で、大きく分けると2つの事象が起きている。1つは、食塊を食道へ押し込むための動き（咽頭の収縮、鼻咽腔閉鎖、食道入口部の開大など）であり、もう1つは、食塊が誤って気道へ入るのを防ぐための動き（喉頭の上前方への移動と声門閉鎖）である（図2）。これらの動きが1秒以内に協調して起きることで、口腔から咽頭へ入ってきた食塊が、食道へと流入する。

嚥下反射の惹起が遅れたり、気道防御のシステムがうまく働かな

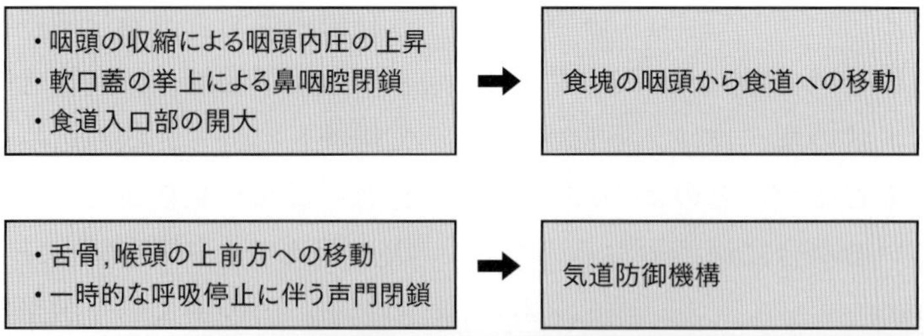

- 咽頭の収縮による咽頭内圧の上昇
- 軟口蓋の挙上による鼻咽腔閉鎖
- 食道入口部の開大

➡ 食塊の咽頭から食道への移動

- 舌骨, 喉頭の上前方への移動
- 一時的な呼吸停止に伴う声門閉鎖

➡ 気道防御機構

図2　咽頭期にみられる諸器官の働き

いと、食物が気道へ流入する（誤嚥）。食塊を押し込む動きに問題が生じると、食物が咽頭に残る（咽頭残留）。特に食物が食道の入口（梨状窩）に残留した場合、残留物が気道へ流れ込むことで誤嚥を生じる。

これら、咽頭期の問題により起きる誤嚥を防ぐ方策の1つとして、液体へのとろみ付けがある。

液体は、摂食嚥下障害者にとって誤嚥しやすい物の代表である。これは、以下のような液体の性質（物性）によるものである。

- **流動性が高い**：流れる（移動の）スピードが速い
- **凝集性が低い**：まとまらずに広がる

流れるスピードが速く、まとまらずに広がることにより、口腔から咽頭へ流入した液体が、嚥下反射が起きる前（気道防御機構が働く前）に気道へ流入（誤嚥）しやすい。この性質のため、健常者でも油断すると液体を誤嚥することがある。このタイプの誤嚥は、神経疾患などにより嚥下反射の惹起が遅延している場合や、声帯麻痺、声帯萎縮などにより声門閉鎖が困難になっている場合に起きやすい。

このような状況に対し、とろみをつけることで、液体の流動性を抑え（流れるスピードを遅くする）、凝集性を高める（まとまりやすくする）よう物性を調整する。そうすることで、食物が咽頭へ流入する速度が遅くなり、声門閉鎖のタイミングが多少ずれたとしても誤嚥しにくくなる[3]。また、咽頭（特に梨状窩）に残留した液体が気道に垂れ込むことで起きる誤嚥も起こりにくくなる。

4.食道期の問題

嚥下は食物が咽頭を通過したら終わるのではなく、食道を通って胃まで到達して完了となる。食道がんなどにより食道の内腔が狭くなったり変形したりすると、食塊の通過が妨げられる。また、加齢や神経疾患などにより食道の蠕動運動が弱くなると、食道内に食塊が残留しやすくなる。

食道期に問題が生じた場合、固形物より液体のほうが食道を容易に通過する。特に障害が重度の場合は、液体のみ摂取可能なこともある。咀嚼にまったく問題がなければ、よく噛むことで食物はある程度ペースト状になるが、狭窄の程度が強いと多少の粒でも通過しづらい可能性がある。障害の程度により、ペースト状での提供が有効である。

とろみの程度

一口に「とろみをつける」といっても、とろみの程度はさまざまである。以前はとろみの程度を、「ウスターソース状」「ハチミツ状」などと言い表していたが、思い浮かべるとろみの程度が人それぞれであるため、共通認識をもつのが難しかった。学会分類2013（とろみ）では、嚥下障害者のためのとろみ付き液体が、薄いとろみ、中間のとろみ、濃いとろみの3段階に分けて示され、それぞれについて、性状の観察所見および物性測定値が併記されている。

適切なとろみの程度は、病態や嚥下障害の重症度により異なる。また、同じ人でも、病状の変化によって適切なとろみの程度が変わる。とろみの程度を適切に設定するためには、食事場面の十分な観察や、可能であれば嚥下造影検査、嚥下内視鏡検査を行って、判断材料を収集する必要がある。

実際の評価場面では、各段階のとろみ付き液体を用意し、それぞれを摂取した時のむせの有無などを観察して、安全に飲むことができる（推奨される）とろみの程度を決めることが多い。そして、一度設定したとろみ付けを漫然と続けるのではなく、もう少し薄くできないか、とろみは本当に必要か、という視点で、繰り返し評価を行う。

とろみが濃いほど誤嚥しにくくなるわけではなく、とろみ調整食品の種類によっては、べたつきが強くなり、かえって飲み込みにくくなることもある。学会分類2013（とろみ）の「薄いとろみ」よりも粘度の低い、ごく薄いとろみでも誤嚥を防ぐことができる場合もある。とろみのつけすぎには注意が必要であり、自分で試飲し、喉ごしや風味を確認することをお勧めする。

とろみ付けは、摂食嚥下障害者に安全に液体を摂取してもらうための対応ではあるが、とろみなしの液体に比べ、飲む際のさっぱり感が少ないため、水分摂取量が少なくなることが多いとの報告[4]がある。脱水予防のため摂取量を把握するとともに、とろみを押しつけるのではなく、その方に飲んで

もらえるとろみの程度（許容範囲）を吟味しなければならない。

おわりに

摂食嚥下障害者の嚥下機能は、常に一定ではない。脳卒中の回復期であれば、嚥下障害は改善途上にあると考えられ、とろみ付き液体やペースト食は、段階的摂食訓練（食事の難易度を段階的に上げながら行う嚥下訓練）のステップの1つとして用いられる。嚥下調整食が必要なのは一時的なことで、将来的には食形態の調整は不要になるかもしれない。一方、進行性の疾患や加齢により、嚥下障害が悪化していくこともある。

にもかかわらず、急性期や回復期の病院から退院する際に指導された食形態（ペースト食、とろみつきの飲み物など）を、再評価されることなく、在宅で食べ続けているケースが少なくない。病院や施設だけでなく在宅においても、適切な食形態について、定期的に評価される機会がなくてはならない。

食事をペースト状にすると、もとの料理が一体何だったのかわからなくなり、食欲がわかなくなることが多い。特に認知症のある高齢者では、馴染みのない食べ物であるため口にしてくれないこともある。なぜ食形態の調整が必要なのか、ご本人に理解していただく努力をするとともに、目の前にある食べ物が何なのかがわかり、食べたい気持ちになるよう、盛り付け時の工夫や献立表の添付なども欠かせない。

冒頭でも述べたが、食形態の調整は「食べる楽しみ」を奪う危険性をはらんでいる。私たちは、その方の嚥下機能をしっかりと評価し、根拠をもって食形態の調整を行わなければならないと考える。

【参考文献】
1） 日本摂食・嚥下リハビリテーション学会嚥下調整食分類2013, 日摂食嚥下リハ会誌, 17(3): 255-267, 2013.
2） 金谷節子編著. 嚥下食のすべて 第1版. 医歯薬出版, 2006, pp79-86.
3） 藤島一郎: 嚥下障害ポケットマニュアル 第3版, 医歯薬出版, 2011, pp17.
4） Murray J, Miller M, Doeltgen S, et al: Intake of thickened liquids by hospitalized adults with dysphagia after stroke, Int J Speech 267 Lang Pathol, 2013.

Chapter 2
2-1と2-2の適応について

学会分類2013における地域連携と2-2（不均質なもの）の位置づけ

仙田直之
総合病院 松江生協病院 耳鼻咽喉科 部長

せんだ・なおゆき
1993年、島根医科大学医学部卒業。同年、島根医科大学医学部耳鼻咽喉科学教室入局。99年、日本耳鼻咽喉科学会専門医取得。2006年、総合病院松江生協病院耳鼻咽喉科入職。12年、日本静脈経腸栄養学会認定医取得

咀嚼ができない高齢者の食事

人間はものを食べる時、食物を口に入れたら噛み切り、噛み砕き、すりつぶしを行い（咀嚼）、バラバラにしながら舌や頬の運動で唾液と混ぜ合わせ、飲み込みやすい形態に再度まとめて（食塊形成）飲み込む準備を行う。高齢者では残存歯数の減少と咬合力の低下に伴い咀嚼力が低下する。その場合、軟らかく調理した食事や細かく刻んだ食事を提供することが多いが、舌や頬の運動機能が低下していれば食塊形成ができず、バラバラのまま咽頭に送り込まれ、嚥下をしても咽頭に残りやすくなり誤嚥を誘発する。それを補うために刻み食に「とろみあん」をかけてまとめやすくする方法や高齢者ソフト食[1]のように咀嚼と食塊形成を考慮した調理方法がある。

さらに増悪してまったく咀嚼できなくなると、ゼリー状のものやとろみ状のものにせざるを得ない。その中でも食塊形成が難しい場合はゼリー状のものが食べやすかったり、嚥下のタイミングが遅い場合はとろみ状のものが食べやすかったりするため、病態に適した食事を選択する必要がある[2]。

高齢者の食を支える地域連携

全国の病院・施設では種々の嚥下調整食を用意して病態に合った食事を提供している。しかし、摂食嚥下障害の患者が施設間移動するたびに食形態や摂食条件（ひとくち量、食事姿勢、代償嚥下法等）が変化して誤嚥のエピソードを起こすことが、以前より問題になっていた。診療情報提供書を用いて移動先の病院や施設に情報伝達しているが、各病院や施設では独自の食事基準を用いているため、食形態が同じでも食事名称が異なることや、食事名称が同じでも食形態が異なることがある。そのことで転院・転所する際に情報がうまく伝わらず、不適切な食事が提供されることがあった。

そこで、同一患者が移動する可能性のある松江医療圏域において嚥下調整食の物性や名称を標準化すれば、施設間移動があっても誤嚥のリスクを少しでも減らすことができるのではないかと考え、

第3部 とろみとペーストの物性調整

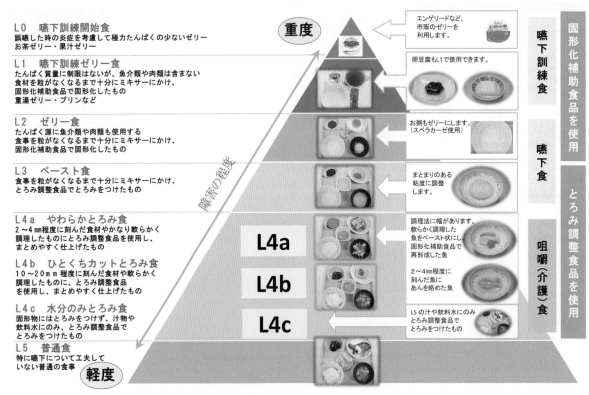

図1　松江地区嚥下食ピラミッド（旧）[3]

2009年4月に「松江医療圏域における嚥下調整食標準化プロジェクト」を立ち上げ松江市内5病院の嚥下調整食を標準化し、「松江地区嚥下食ピラミッド」を作成した[3]。

松江地区嚥下食ピラミッド

2004年、金谷らの提唱[4]した嚥下食ピラミッドは嚥下障害の程度にしたがってレベル分類されており、とても理解しやすく各病院でも取り入れていたため、これに準じて整理した。

急性期病院の段階的な嚥下調整食をモデルに作成された嚥下食ピラミッドのL0からL3は、そのまま利用することが可能であったが、L4を慢性期病院や高齢者福祉施設で運用する場合には幅が広いため、連携するうえでは不都合があり、L4を細分化する必要があった。ただ、病院給食という大量調理のなかで食事基準を細分化しすぎると調理作業が困難になるため、咀嚼や咽頭期嚥下の障害の程度を考慮してL4を3段階に分け、L4a、L4b、L4cとした（図1）。

日本摂食・嚥下リハビリテーション学会嚥下調整食分類2013

同様のことが全国各地で行われ、同一地域の連携はしやすくなったが、別の地域に転院・転所すると食事名称が伝わらないことがあった。また、在宅で市販食品を使用する際、どの商品を選べばよいのか困るので市販食品もわかりやすく分類してほしいという意見が多くなった。さらに診療報酬収載をするうえでもコンセンサスを得た分類が必要となり、国内の統一基準を設けることになり、「日本摂食・嚥下リハビリテーション学会嚥下調整食分類2013」（以下、学会分類2013）がつくられた[5]。

学会分類2013は、病態を考慮して段階的に分類した食形態である。各食形態の名称については地域や施設で慣れ親しまれたものがあり、それを変更することが普及の妨げになるのであれば患者利益を損なうことになるため、地域の名称に「コード分類」という共通言語を付加することになった。現在、各病院・施設でも順次採用され、共通言語で連携することが可能となりつつある。また、食品業

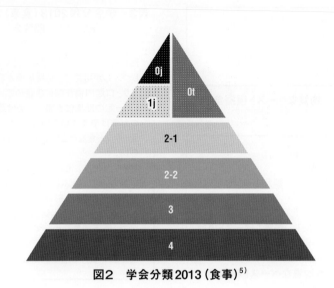

図2　学会分類2013（食事）[5]

表1　学会分類2013（食事）コード2の説明文（一部改変）

> スプーンですくって、口腔内の簡単な操作により適切に食塊にまとめられるもので、送り込む際に多少意識して口蓋に舌を押し付ける必要があるもの。一般にはミキサー食、ピューレ食、ペースト食と呼ばれることが多い。
> コード2の中で、なめらかで均質なものを2-1、やわらかい粒などを含む不均質なものを2-2とする。
> 対象者としては、咀嚼能力としては不要でも、口に入れたものを広げずに送り込むような能力をある程度有し、若干の付着性の幅に対応可能な嚥下能力を有する人を想定している。

界でもコード分類を利用して商品分類を行う会社も増え、病院で指導している嚥下調整食を通信販売などで選びやすくなった。

松江地区嚥下食ピラミッドから学会分類2013への変更作業

　学会分類2013では、咀嚼ができない場合の食形態をコード0～2としている。この中で、誤嚥を考慮してたんぱく質を極力少なくしたゼリー状食品をコード0j、とろみ状食品をコード0tとし、たんぱく質を含み栄養価のあるゼリー状食品をコード1j、とろみ状食品をコード2とした。舌と口蓋で押しつぶす能力の必要な食形態をコード3、歯がなくても歯茎でつぶせる能力が必要な食形態をコード4としている。いずれも飲み込む時にのどの奥に残らないよう、ばらけにくく、貼りつきにくい工夫など、食塊形成・咽頭への送り込み、嚥下を考慮して調整した食形態である。

　当地でも既存の「松江地区嚥下食ピラミッド」を「学会分類2013」へ変更する作業を行った。上記基準に従い、L0はコード0j、L1とL2はコード1jを2つに分けて亜分類の番号を付けた。L4aはコード3、L4bはコード4に対応していたので変更作業は容易であった。

　問題となったのはL3である。L3は、コード0tとコード2-1とコード2-2を含んでいた。コード0tは、誤嚥を考慮してたんぱく質を極力少なくした嚥下訓練食品なので整理しやすかった。しかし、コード2-1（均質なもの）とコード2-2（不均質なもの）は理解しにくく、整理作業に難渋した。現在も十分に整理できているとは言い難い。

コード2-1とコード2-2

　当初、日本摂食嚥下リハビリテーション学会の嚥下調整食学会基準案2012の解説の中で、「コード2は均一性についてコード1で求められているほどの均一性は求めず、やや不均一、周辺同様に十分軟らかい小さな（飯粒半分程度の）粒状物が含まれる場合も許容する」としていた[6]。しかし、コード2の適応であっても粒状物が含まれるものは口腔内に残ってしまう可能性があり、学会分類2013（食事）ではコード2-1（均質なもの）とコード2-2（不均質なもの）に分けた（**表1**）。

　当地では、食材を十分にミキサーにかけてとろみ調整をしたものをコード2（以下、ペースト食）とし、その中でも裏ごしした均質なものを「コード2-1ペースト食」、軟らかい粒が混じる不均質なものを「コード2-2粒ペースト食」と称することにした。

　しかし、均質と不均質の境界はどこにあるのか、不均質なペースト食とコード3の境界はどこにあるのか、そもそも均質と不均質に分ける必要があるのか、という疑

第3部 とろみとペーストの物性調整

問点が生じて整理作業が滞った。確かに均質なペースト食では嚥下良好でも、不均質なペースト食では口腔残留や咽頭残留する患者がいることは経験的に知っている。そこで、どのような摂食嚥下機能障害がある場合に両者を使い分ければよいのか、嚥下造影検査を用いて検討した。

不均質なペースト食で口腔・咽頭残留する症例の嚥下機能

当科では、均質なペースト模擬食（図3）と不均質なペースト模擬食（図4）を作成して嚥下造影検査をしている。比較可能であった摂食嚥下障害患者について検討したところ約半数の症例において均質なペースト模擬食より不均質なペースト模擬食のほうが総合評価の増悪を認めた。増悪を認めた多くの症例は、舌運動障害があり食塊形成不良、咽頭への送り込み障害による口腔残留の増悪を認めた。その他、舌根部の動き、咽頭収縮、食道入口部の開大の障害により咽頭残留を認める症例もあった。誤嚥や喉頭侵入が増える症例はなかったが、実際の食事場面では残留量が積み重なり誤嚥や喉頭侵入につながる可能性もあるため、区別する必要性があると考える（論文投稿準備中）。

【コード2-1とコード2-2とコード3の境界】

コード2-2とコード3の境界について咀嚼と食塊形成から考えると、コード2は咀嚼が不要な形態で、口腔内の簡単な操作により適切な食塊にまとめられるものである（表1）。一方、コード3は咀嚼に関する能力では舌と口蓋間の押しつぶし能力以上が求められるが、歯や補綴物がなくても押しつぶしが可能で、食塊形成が容易なものである（表2）。

越野らは、食塊の食品の種類にかかわらず、嚥下閾の食塊は30kPa以下の硬さ応力を示したと報告している[7]。島田らは、食塊の硬さ、凝集性、付着性、流動性には、随意嚥下可能と判断するための適した範囲があると報告している[8]。したがって、コード2は嚥下可能な物性がすでに揃っている形態で、舌や頬の力が弱くても口腔内の簡単な操作により適切な食塊になるものである。コード3は舌と口蓋間の押しつぶし程度の力で咀嚼して唾液と混合し、容易ではあるが嚥下閾の硬さまで下げる必要があり、その他のパラメーターも容易ではあるが嚥下閾の物性に調整され、舌や頬の力が弱く

```
・バリトップP    48g
・水       100ml
・ソフティアS（ニュートリー）3.8g
・砂糖       5g
```
図3　均質なペースト模擬食

```
・バリトップP    48g
・水       100ml
・介護食用寒天（伊那食品）1.5g
・砂糖      20g
  これらを固形化して850µmのメッシュ
  に通して粒状とし、均質なペースト模擬
  食と同量ずつ混ぜて作成
```
図4　不均質なペースト模擬食

表2　学会分類2013（食事）コード3の説明文（一部改変）

> 形はあるが、歯や補綴物がなくても押しつぶしが可能で、食塊形成が容易であり、口腔内操作時に多量の離水がなく、一定の凝集性があって咽頭通過時のばらけやすさがないもの。やわらか食、ソフト食などといわれていることが多い。
> 対象としては、舌と口蓋間の押しつぶしが可能で、つぶしたものを再びある程度まとめ（食塊形成）、送り込むことができる（舌による搬送）能力のある状態で、嚥下機能についてもコード2よりさらに、誤嚥せず嚥下できる物性の幅が広い状態の者を想定している。

ても容易に食塊形成できるものと考える。

次にコード2-1とコード2-2の境界について考える。両者の違いは、粒が混じらない均質なものと軟らかい粒が混じる不均質なものである。島田らは、850µm～435µmに分級したアーモンド粉砕品や平均500µmのアーモンドプードル（株式会社私の台所）とキサンタンガム溶液との混合物は水分量を増やすと水分30％に付着性のピークがあり、水分量を増やすと徐々に付着性が減少するが、被験者が飲みやすいと感じる水分量50％でも付着性がある程度残っているのに対し、平均75µmの粒程度のさらしあんとキサンタンガム溶液との混合物は水分量を増やしても水分量60％を超えるまで付着性が増加しないことを報告している[8]。すなわち、被験者が嚥下直前につくる食塊おいて、1mm弱の粒が混じる不均質な溶液の付着性は、100µm弱の粒が混じる程度の均質な溶液の付着性より高い

と考えられる。また、岩崎らのゾルとゲルを1：1で混合したモデル試料では、ゾルのみ、2mmゲルの混合、4mmゲルの混合の順で付着性が増加し、8mmゲルでは逆に付着性が減少に転じたと報告している[9]。したがって、ある程度細かな粒が混じることで不均質なペースト食では付着性が増加して、口腔や咽頭に残留する患者が増えるのではないかと考える。

最後に、どの程度の大きさの粒でコード2-1とコード2-2とコード3を分ければよいのかという質問を受けることがある。ゾル－ゲル混合物を嚥下した時にゾル部分の特性により咽頭残留量が異なる[10]、ゲルの大きさより硬さによって食べやすさが異なるという報告がある[9]。また、人が均質と感じるペースト中の粒（1mm～850μm大）の含有量を調べた賀楽らの官能試験では、均質なペーストは粒の含有量が1％以下、不均質なペーストは1％以上、咀嚼が必要なペーストは10％以上であったと報告している[11]。したがって、ゾル部分の特性、ゲル部分の硬さ、粒の含有量によって変化するため、一概に含まれる粒の大きさだけでは分けることができない。詳しい物性については、次の解説に委ねたい。

【参考文献】
1) 黒田留美子：黒田式高齢者ソフト食とは?－その特徴と物性, 難病と在宅ケア20, 25-29, 2015.
2) 仙田直之：摂食嚥下障害患者に適した食形態, 臨床栄養131：657-662, 2017.
3) 仙田直之：松江地区嚥下食ピラミッドを用いた取り組み, ニュートリションケア2014春季増刊, 150-159, 2014.
4) 金谷節子：嚥下食ピラミッド, ベッドサイドから在宅で使える嚥下食のすべて：23－26, 医歯薬出版, 東京, 2006.
5) 日本摂食・嚥下リハビリテーション学会医療検討委員会：日本摂食・嚥下リハビリテーション学会嚥下調整食分類2013, 日摂食嚥下リハ学会誌17：255-267, 2013.
6) 日本摂食・嚥下リハビリテーション学会嚥下調整食特別委員会：嚥下調整食学会基準案2012の解説, 日摂食嚥下リハ学会誌16：315-321, 2012.
7) 越野寿, 他：各種食品の咀嚼前および嚥下閾食塊のレオロジー物性, 日本咀嚼学会誌16：11-16, 2006.
8) 島田久寛, 他：随意嚥下閾値に関わる食塊の物性, 日摂食嚥下リハ学会誌14：106-115, 2010.
9) 岩崎裕子：不均質な食形態の食物における食べ易さについて, 日本調理学会誌49：110-116, 2016.
10) 高橋智子, 他：とろろを用いたゲル－ゾル混合系食物の物性、食べやすさ、および咽頭相における嚥下動態, 日摂食嚥下リハ会誌14：201-211, 2010.
11) 賀楽二美栄, 他：ペースト食の均質性に関する検討, 県立広島大学人間文化学部紀要7：37-42, 2012.

Chapter 3
FOODSとDRINKSの比較

とろみとペースト（コード2-1・2-2）の物性の考え方

栢下 淳[1]　山縣誉志江[2]

県立広島大学 人間文化学部 健康科学科
教授[1]　助教[2]

かやした・じゅん
1988年、徳島大学医学部栄養学科卒業。90年、同大学大学院栄養学研究科修士課程修了。同大学にて博士（栄養学）。2009年より現職。08年、厚生労働省特別用途食品えん下困難者用食品基準策定ワーキング委員。15年、農林水産省スマイルケア食選び方検討ワーキング委員。同年、消費者庁「特別用途食品（えん下困難者用食品）の規格の分析方法について」の改正に係る調査研究事業委員長。日本病態栄養学会編集委員。日本摂食嚥下リハビリテーション学会理事 嚥下調整食委員会委員長。日本静脈経腸栄養学会評議員・臨床研究ワーキング委員嚥下担当・フォローシップ委員。著書に『経口摂取アプローチハンドブック』（日本医療企画）ほか多数

やまがた・よしえ
2007年、県立広島女子大学生活科学部健康科学科卒業。09年、県立広島大学大学院総合学術研究科修士課程修了。12年4月より現職。同年、徳島大学大学院栄養生命科学教育部、博士（栄養学）取得。共著に『嚥下調整食学会分類2013に基づく市販食品300』（医歯薬出版）、『イチからよくわかる摂食・嚥下障害と嚥下調整食』（メディカ出版）などがある

とろみの物性

日本摂食嚥下リハビリテーション学会嚥下調整食分類2013（以下、学会分類2013）の「とろみ」では、3段階のとろみの範囲が示されており、とろみ調整食品の使用量の少ない順に、「薄いとろみ」、「中間のとろみ」、「濃いとろみ」としている（**表1**）。この順序は、難易度ではないため、どの段階が適するかは症例により異なる。また、薄いとろみの下限以下のごく薄いとろみ、濃いとろみの上限を超えた著しく濃いとろみは奨励していない。比較的健康な高齢者（平均年齢84±3歳）が飲み込みやすいと評価したとろみは、薄いとろみやそれ以下の粘度を示すとろみであった[1]。ただし、「飲み込みやすい＝誤嚥しない」ではないため、嚥下障害のある患者ではつけすぎではない程度にとろみをつけ、安全かつ水分補給しやすいとろみをめざすとよい。

学会分類2013（とろみ）では、とろみの各段階に、見た目の性状と飲んだ時の性状を示すとともに粘度が明示されている。粘度測定には粘度測定機器が必要であるが、臨床現場でも粘度測定可能な簡便な試験方法として、Line Spread Test（LST）の値が示されている。

段階1 薄いとろみ

薄いとろみとは、中間のとろみほどのとろみの程度がなくても誤嚥しない症例（嚥下障害がより軽度の症例）を対象としている。「drink」するという表現が適切なとろみの程度であり、口に入れると口腔内に広がる。飲み込む際に大きな力を要しない。中間のとろみを適用している症例では、適宜、薄いとろみでも安全に飲める症例かどうかの評価を行うことを推奨する。粘度は50-150mPa・s、LST値は36-43mmである。

段階2 中間のとろみ

中間のとろみとは、脳卒中後の嚥下障害などで基本的にまず試されるとろみの程度を想定している。明らかにとろみがあることを感じるが、「drink」するという表現が適切なとろみの程度である。口腔内での動態はゆっくりですぐには広がらず、舌の上でまとめやすい。学会分類2013（食事）の0t

表1　学会分類2013（とろみ）早見表

	段階1 薄いとろみ	段階2 中間のとろみ	段階3 濃いとろみ
英語表記	Mildly thick	Moderately thick	Extremely thick
性状の説明 （飲んだとき）	「drink」するという表現が適切なとろみの程度 口に入れると口腔内に広がる液体の種類・味や温度によっては、とろみが付いていることがあまり気にならない場合もある 飲み込む際に大きな力を要しない ストローで容易に吸うことができる	明らかにとろみがあることを感じ、かつ「drink」するという表現が適切なとろみの程度 口腔内での動態はゆっくりですぐには広がらない 舌の上でまとめやすい ストローで吸うのは抵抗がある	明らかにとろみが付いていて、まとまりがよい 送り込むのに力が必要 スプーンで「eat」するという表現が適切なとろみの程度 ストローで吸うことは困難
性状の説明 （見たとき）	スプーンを傾けるとすっと流れ落ちる フォークの歯の間から素早く流れ落ちる カップを傾け、流れ出た後には、うっすらと跡が残る程度の付着	スプーンを傾けるととろとろと流れる フォークの歯の間からゆっくりと流れ落ちる カップを傾け、流れ出た後には、全体にコーティングしたように付着	スプーンを傾けても、形状がある程度保たれ、流れにくい フォークの歯の間から流れ出ない カップを傾けても流れ出ない（ゆっくりと塊となって落ちる）
粘度（mPa・s）	50-150	150-300	300-500
LST値（mm）	36-43	32-36	30-32

学会分類2013は、概説・総論、学会分類2013（食事）、学会分類2013（とろみ）から成り、それぞれの分類には早見表を作成した。本表は学会分類2013（とろみ）の早見表である。本表を使用するにあたっては必ず「嚥下調整食学会分類2013」の本文を熟読されたい。なお、本表中の【　】表示は、本文中の該当箇所を指す。
粘度：コーンプレート型回転粘度計を用い、測定温度20℃、ずり速度$50s^{-1}$における1分後の粘度測定結果。
LST値：ラインスプレッドテスト用プラスチック測定板を用いて内径30mmの金属製リングに試料を20ml注入し、30秒後にリングを持ち上げ、30秒後に試料の広がり距離を6点測定し、その平均値をLST値とする。
注1．LST値と粘度は完全には相関しない。そのため、特に境界値付近においては注意が必要である．
注2．ニュートン流体ではLST値が高く出る傾向があるため注意が必要である。

として摂取できる。粘度は150-300mPa・s、LST値は32-36mmである。

段階3　濃いとろみ

濃いとろみとは、重度の嚥下障害の症例を対象としたとろみの程度である。明らかにとろみがついており、まとまりがよく、送り込むのに力が必要である。スプーンで「eat」するという表現が適切。学会分類2013（食事）の0tとして摂取できる。

濃いとろみをとろみ調整食品で調整する場合、とろみ調整食品の種類によっては、付着性などが増強して、かえって嚥下しにくくなることがある。そのため、単に粘度のみを評価するのではなく、試飲して確認したうえで、とろみ調整食品を選択することが必要である。粘度は300-500mPa・s、LST値は30-32mmである。

とろみについての留意点

とろみをつけることは、嚥下障害者に安全に液体を摂取してもらうための対応ではあるが、とろみのついていない液体に比べ、腹部膨満感を誘発したり、飲む際のさっぱり感が少ないために摂取水分量が少なくなる可能性が高い。脱水予防のためには水分摂取量の把握が必要である。とろみの程度が強くなるほど飲水量が低下すると報告されている。とろみ調整食品は、とろみがつくまでに数十秒を要する場合が多いので、混ぜながらとろみの加減をみるのではなく、所定の量を、よく溶けるように混ぜながら加え、数分ほど待ってから、とろみの程度を評価して、適切かどうか判断する必要がある。市販されているとろみ調整食品は、随分とろみの質などの改良がなされているが、一定の粘度発現には時間を要する。また、とろみ調整食品でとろみをつけることにより、味や香りが劣化することはある。経腸栄養剤のようにたんぱく質や脂質含有量などが多いと、とろみ調整食品の種類によってはより多くの量が必要となる場合や、とろみがつくのに時間を要する場合がある。製品を切り替える際は、とろみ調整食品によって、特性（食感など）が異なることがあるため、従来と同じ濃度のとろみを作成し試飲して粘度やとろみの質を確認していただきたい。

粘度測定方法

粘度は、コーンプレート型回転粘度計を用い、1分かけてずり速度$50s^{-1}$にし、その回転数を維持して1分後の測定値である。それぞれの段階を範囲で示している

第3部 とろみとペーストの物性調整

が、たとえば「50-150」は50mPa・s以上150mPa・s未満を示す。なお、この粘度は、キサンタンガム系をベースとしたとろみ調整食品で水をとろみ付けした試料から検討した値である[2]。キサンタンガム系以外のとろみ調整食品によりとろみ付けした場合、挙動が異なる[3]。また、学会分類2013(食事)のコード2-1に該当するミキサーをかけた食品などでは検討を行っていないため、それらの値の取り扱いに注意をされたい。

ラインスプレッドテスト

ラインスプレッドテスト(Line Spread Test;LST)は以下の方法で行う。目盛のついたシートを用い、直径30mmのリングに20mLの測定したい溶液を入れる。リングに溶液を注入したあとは、リング内で液体の流動を止めるため30秒間待つ。リングを持ち上げ、30秒後に、溶液の広がりを計測する。シートには6方向に目盛がついているので、その6点の値を読み、平均値を算出する。なお、液体の広がりを計測するので、水平な場所で測定することが重要である。それぞれの段階を範囲で示しているが、たとえば「36-43mm」は、36mm以上43mm未満を示す。このLST値は、粘度値同様キサンタンガムをベースとしたとろみ調整食品で水にとろみ付けした試料から検討した値である。キサンタンガムと異なるとろみ調整食品によりとろみ付けした場合は挙動が異なる[3]。また、学会分類2013(食事)のコード2-1に該当するミキサーをかけた食品などでは検討を行っていないため、それらの値の取り扱いに注意をされたい。LSTシートは、リングとセットになってインターネット上で販売されている。

市販のとろみ調整食品の粘度比較

市販のとろみ調整食品を使用する際には、同じ程度の粘度にするために必要な添加量は、各とろみ調整食品により異なる(**表2**)。使用するとろみ調整食品は、どのくらいの量を使用すれば学会分類のどの段階になるのかを理解し、試飲によって確認しながら適切な添加量を把握することが重要である。

学会分類2013(食事)ととろみの関係

学会分類では食事と飲料を分けて考えているため、食事の分類表ととろみの分類表が別々に存在する。学会分類2013(食事)のうち、コード2(嚥下調整食2)はペースト状の食事である(**表3**)。コード2は、一般にはミキサー食、ピューレ食、ペースト食と呼ばれていることが多く、付着性や凝集性への配慮が必要である。たんぱく質含有量の多少は問わない。コード2の中で、なめらかで均質なものを2-1、軟らかい粒などを含む不均質なものを2-2とする。ミキサー食と呼ばれるものでも、スプーンですくうようなものを想定している。

我々の研究では、嚥下調整食分類の中の均質なペースト食(コード2-1)と不均質なペースト食(コード2-2)を分ける客観的評価方法を検討するため、医療従事者300名以上を対象に市販ペースト食を用いて官能評価を行った。不均質なペースト食を篩で漉すと篩の目の大きさが小さいほど均質

表2 学会分類2013(とろみ)に基づくとろみ調整食品の使用量(g)の目安(水100mL当たり)

商品名	販売会社	薄いとろみ	中間のとろみ	濃いとろみ
つるりんこQuickly	クリニコ	0.8〜1.6	1.6〜2.6	2.6〜3.3
ソフティアS	ニュートリー	0.7〜1.4	1.4〜2.3	2.3〜3.2
ネオハイトロミールR&E	フードケア	0.6〜1.4	1.4〜2.2	2.2〜3.2
新スルーキングi	キッセイ薬品工業	0.6〜1.3	1.3〜2.2	2.2〜3.4
トロミスマイル	ヘルシーフード	0.6〜1.2	1.2〜2.0	2.0〜3.1
明治トロメイク®SP	明治	0.5〜1.2	1.2〜2.1	2.1〜2.7
トロミクリア	ヘルシーフード	0.5〜1.1	1.1〜2.0	2.0〜2.9
トロメリン®Ex	ニュートリー	0.6〜1.1	1.1〜1.9	1.9〜2.6
トロミアップパーフェクト	日清オイリオグループ	0.5〜1.0	1.0〜1.7	1.7〜2.4
トロミパワースマイル	ヘルシーフード	0.5〜1.0	1.0〜1.6	1.6〜2.4
ネオハイトロミールIII	フードケア	0.4〜0.8	0.8〜1.4	1.4〜2.1
トロメリン®V	ニュートリー	0.6〜0.9	0.9〜1.4	1.4〜1.9

藤田有紀ほか:県立広島大学人間文化学部紀要,12:1〜6,2017より一部改変

表3 学会分類2013（食事）早見表

コード【I-8項】		名称	形態	目的・特色	主食の例	必要な咀嚼能力【I-10項】	他の分類との対応【I-7項】
0	j	嚥下訓練食品0j	均質で、付着性・凝集性・かたさに配慮したゼリー 離水が少なく、スライス状にすくうことが可能なもの	重度の症例に対する評価・訓練用 少量をすくってそのまま丸呑み可能 残留した場合にも吸引が容易 たんぱく質含有量が少ない		（若干の送り込み能力）	嚥下食ピラミッドL0 えん下困難者用食品許可基準I
0	t	嚥下訓練食品0t	均質で、付着性・凝集性・かたさに配慮したとろみ水（原則的には、中間のとろみあるいは濃いとろみ*のどちらかが適している）	重度の症例に対する評価・訓練用 少量ずつ飲むことを想定 ゼリー丸呑みで誤嚥したりゼリーが口中で溶けてしまう場合 たんぱく質含有量が少ない		（若干の送り込み能力）	嚥下食ピラミッドL3の一部（とろみ水）
1	j	嚥下調整食1j	均質で、付着性・凝集性・かたさ、離水に配慮したゼリー・プリン・ムース状のもの	口腔外で既に適切な食塊状となっている（少量をすくってそのまま丸呑み可能） 送り込む際に多少意識して口蓋に舌を押しつける必要がある 0jに比し表面のざらつきあり	おもゆゼリー、ミキサー粥のゼリー など	（若干の食塊保持と送り込み能力）	嚥下食ピラミッドL1・L2 えん下困難者用食品許可基準II・UDF区分4（ゼリー状）（UDF：ユニバーサルデザインフード）
2	1	嚥下調整食2-1	ピューレ・ペースト・ミキサー食など、均質でなめらかで、べたつかず、まとまりやすいもの スプーンですくって食べることが可能なもの	口腔内の簡単な操作で食塊状となるもの（咽頭では残留、誤嚥をしにくいように配慮したもの）	粒がなく、付着性の低いペースト状のおもゆや粥	（下顎と舌の運動による食塊形成能力および食塊保持能力）	嚥下食ピラミッドL3 えん下困難者用食品許可基準II・III UDF区分4
2	2	嚥下調整食2-2	ピューレ・ペースト・ミキサー食などで、べたつかず、まとまりやすいもので不均質なものも含む スプーンですくって食べることが可能なもの		やや不均質（粒がある）でもやわらかく、離水もなく付着性も低い粥類	（下顎と舌の運動による食塊形成能力および食塊保持能力）	
3		嚥下調整食3	形はあるが、押しつぶしが容易、食塊形成や移送が容易、咽頭でばらけず嚥下しやすいように配慮されたもの 多量の離水がない	舌と口蓋間で押しつぶしが可能なもの 押しつぶしや送り込みの口腔操作を要し（あるいはそれらの機能を賦活し）、かつ誤嚥のリスク軽減に配慮がなされているもの	離水に配慮した粥 など	舌と口蓋間の押しつぶし能力以上	嚥下食ピラミッドL4 高齢者ソフト食 UDF区分3
4		嚥下調整食4	かたさ・ばらけやすさ・貼りつきやすさなどのないもの 箸やスプーンで切れるやわらかさ	誤嚥と窒息のリスクを配慮して素材と調理方法を選んだもの 歯がなくても対応可能だが、上下の歯槽堤間で押しつぶすあるいはすりつぶすことが必要で舌と口蓋間で押しつぶすことは困難	軟飯・全粥 など	上下の歯槽堤間の押しつぶし能力以上	嚥下食ピラミッドL4 高齢者ソフト食 UDF区分2およびUDF区分1の一部

学会分類2013は、概説・総論、学会分類2013（食事）、学会分類2013（とろみ）から成り、それぞれの分類には早見表を作成した。
本表は学会分類2013（食事）の早見表である。本表を使用するにあたって必ず「嚥下調整食学会分類2013」の本文を熟読されたい。
なお、本表中の【　】表示は、「嚥下調整食学会分類2013」本文中の該当箇所を指す。

*上記0tの「中間のとろみ・濃いとろみ」については、学会分類2013（とろみ）を参照されたい。本表に該当する食事において、汁物を含む水分には原則とろみを付ける【I-9項】。ただし、個別に水分の嚥下評価を行ってとろみ付けが不要と判断された場合には、その原則は解除できる。他の分類との対応については、学会分類2013との整合性や相互の対応が完全に一致するわけではない【I-7項】。

であるとの評価割合が高くなり、対象者の半数以上が均質と評価した篩の目の大きさは600μmであった。そのため、不均質なペースト食を均質にする篩の目の大きさは600μmが適していると考えられた。

学会分類のコード0tは、とろみ分類の中間または濃いが該当するとされているが、コード0tはたんぱく質を含まないことが前提であるので、牛乳や経腸栄養剤などにとろみをつけたものはコード2-1に該当すると考えられる。

一方、海外の嚥下食分類の1つであるIDDSI[4]では、とろみとピューレを関連づけている(図1)。

図1では、食べ物の分類のPUREED(ピューレ)と飲みもの分類のExtremely Thick(濃いとろみ)が関連し、食べ物分類のLiquidised(加熱により液体になるような食品)とModerately thick(中間のとろみ)が関連している。海外ではゼリーなどのゲル化食品を嚥下障害者の食事に使用しないため、嚥下機能の低下に伴い流動性が高い食事形態となり、とろみと食事の関連づけがなされている。

今後、学会分類2013の食事ととろみの関連性を検討した研究がなされることを期待している。

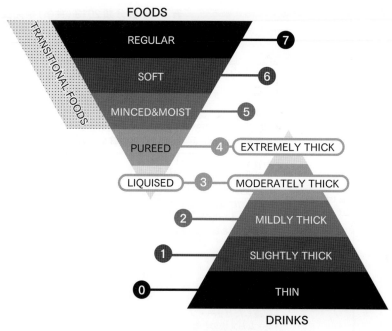

図1　IDDSI Framework

【参考文献】
1) 出戸綾子, 江頭文江, 栢下淳：キサンタンガム系の市販とろみ調整食品の使用方法に関する研究―液体に添加する場合―, 日摂食嚥下リハ学会誌, 12, 197-206, 2008.
2) 山縣誉志江, 與儀沙織, 栢下淳：官能評価による学会分類2013(とろみ)の粘度範囲の妥当性, 日摂食嚥下リハ学会誌, 21, 129-135, 2017.
3) 山縣誉志江, 栢下淳：性質の異なるとろみを使用した学会分類2013(とろみ)の検証, 日摂食嚥下リハ学会誌, 19, 109-116, 2015.
4) Cichero JA, Lam P, Steele CM, Hanson B, Chen J, Dantas RO, Duivestein J, Kayashita J, Lecko C, Murray J, Pillay M, Riquelme L, Stanschus S: Development of International Terminology and Definitions for Texture-Modified Foods and Thickened Fluids Used in Dysphagia Management: The IDDSI Framework. Dysphagia, 32, 293-314, 2016.

Chapter 4
とろみの物性調整の実際

とろみ食作成におけるポイント 物性変化と栄養価への対応について

今泉良典
独立行政法人国立病院機構 東名古屋病院 栄養管理室 主任栄養士

いまいずみ・よしのり
2010年、国立長寿医療研究センター勤務。12年に在宅支援にかかわる職種の連携強化を目的とした「在宅栄養支援の和」を立ち上げ、地域の在宅栄養支援活動を展開。16年より現職

はじめに

　食品のおいしさには、テクスチャーが大きくかかわっているとされており、おいしさを表現するうえでは不可欠といえる。それは嚥下調整食においても例外ではないが、健常者の食べられる物性範囲と比べると限定されている。とろみ食を含めた嚥下調整食は、咀嚼機能や嚥下機能に応じた口から食べるための手段であり、普通食を摂取する者と比べても肺炎死亡のリスクが高いとの報告[1]もあることから、食事形態への配慮は必要である。この限定されたテクスチャーのなかで、いかにして食事のおいしさを表現し食べる意欲を引き出すか、その結果必要とする栄養量を充たすことができるか、そうしたところまでを考え、調理を行う必要がある。

　今回解説するとろみ食は、日本摂食嚥下リハビリテーション学会が公表した日本摂食・嚥下リハビリテーション学会嚥下調整食分類2013（以下、学会分類2013）におけるコード2-1を想定したものであり、ミキサー食、ピューレ食、ペースト食と呼称される段階である[2]。ただし、こうした呼び名は、人それぞれの感覚によって出来上がりのイメージが異なることがあるため、とろみ食の物性調整にあたっては、付着性、凝集性、均質、粘度の4つのキーワードに注目しながら、コード2-1として適切な範囲にそれぞれの物性を調整し、安定したとろみ食をつくることが重要となる。

とろみ食の作成方法の流れ

　とろみ食の一般的な作成方法の流れとして、普通の料理をミキサー（ブレンダー）を用いてミキシングし、粒が残らない均質でなめらかな状態に仕上げたうえで、とろみ調整食品を加えて凝集性を付加し、粘度の調整を行うといった流れである。

　まず料理のミキシングにおいては、料理や食材に応じて煮汁やだし汁、水やお湯などの水分を加えることが必要となるが、出来上がりの味やとろみ調整食品を加えることによる味覚閾値の変化[3]を考慮しつつ行う。これを加水と呼ぶが、加水の加減によって味以外に出来上がりの物性も変わってくる。1つの例として、加水量を増

やすことで付着性を軽減しなめらかな状態へ調整することが可能であるが、当然のことながら加水量を増やすことでその料理の濃度は低下し、重量当たりの栄養量は低下する。料理によっては加水が必要でないものや食材と同等の量が必要なものまでさまざまであり、安易な加水を避けるためにも料理ごとに加水量の基準を設け、物性と栄養量の安定を図ることが必要となる。

加水の安定化を図るうえで必要となるアイテムが、アミラーゼ酵素である。アミラーゼ酵素は、でんぷん特有の粘りを解消し付着性を低下させることが可能であり、でんぷん含有の多い穀物やいも・かぼちゃなどの食品が適応となる。これらの食材を使用した料理にアミラーゼ酵素を用いることで、加水量を基準化しやすく通常の工程よりも加水量を抑えられるため、付着性の低下のみでなく栄養面においても大きな利点となる。

ミキシングにおいて、もう1つ重要なものとしてミキサーなどの機器がある。機器の特性によって、加水量が異なってくるうえ、出来上がりの物性においても差が出る。特に多いのが、食材が空回りし十分にミキシングができないことにより、さらに加水を行うといった状況である。家庭などで少量を作成する場合には、小型で山型のフォルムのミキサー（**写真1**）を使用し効率的にミキシングできるよう、機器の使い分けも必要となる。ミキシングのあとには、濾す工程を加え、ミキシングの状態に左右されない一定の均質な状態を担保することも重要である。

その後、とろみ調整食品による適切な粘度へ仕上げていく。とろみ調整食品はでんぷん系、グアガム系、キサンタンガム系など原料によって大別されることが多く、食品ごとに物性への影響が異なるとされている[4]。それぞれの特徴については割愛するが、でんぷん系のとろみ調整食品は、先に勧めたアミラーゼ酵素との併用ができない点については注意が必要である。適切な粘度を保つといった点においては、提供ごとにLine Spread Test（LST）を実施することも考慮する。とろみ食へのLSTの適応は検討の余地があるとされているものの、調理従事者間の感覚差をなくす意味合いでの使用はよいのではないかと考える。

アミラーゼ酵素製剤の使用方法

先ほど述べたが、アミラーゼ酵素をでんぷん含有量の多い食品に用いることで加水量を減らすことが可能である。

たとえば、お粥のとろみ食を作成する場合、通常であれば付着性や粘度を低くするために重湯やお湯を加えてミキシングすることが多いがその必要はない。ミキシングの際に、アミラーゼ酵素を同時に投入することで、お粥をサラサラとした液状に変化させることができる。その後、とろみ調整食品を加え適切な粘度へ調整すれば、お粥そのものの栄養量を保ったとろみ食ができる。さらに、この方法を用いることで軟飯や米飯から

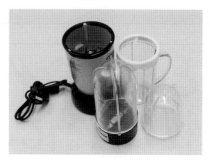

写真1　ミキサーの一例

の加工も十分可能であり、とろみ食でありながら軟飯や米飯並みの栄養量を確保できる。

図1には、アミラーゼ酵素の使用による粘度の違いを示した。全粥をミキシングした場合のアミラーゼ酵素の有無による差をみたものであるが、アミラーゼ酵素を加えることで約97％の低下を認めた。さらに、軟飯をミキシングする場合にアミラーゼ酵素を加えた場合においても約86％の低下を認めた。病院などでよくありがちな、必要栄養量を満たそうとするあまり盛り付け量が多く、見ただけで食欲をなくすといった食事内容を防ぐことができ、患者の喫食量や要望に応じた食事プランを立てやすくなる。

図2は、かぼちゃの煮物を例にした場合である。かぼちゃの重量に対して加水50％と100％との比較では約80％の粘度低下が見込まれる。加水50％のままアミラーゼ酵素を追加した場合には約50％の粘度低下が見込まれる。後者の方法であれば栄養の濃度は変えずに粘度の軽減を図ることが可能である。また、その日のお粥や煮物の出来に左右されないマニュアル作成が可能となり、再現性の高い

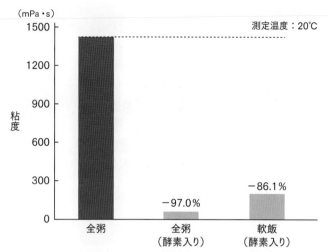

図1 主食：アミラーゼ酵素による粘度変化(注1)

図2 かぼちゃの煮物：加水量別およびアミラーゼ酵素による粘度変化(注1)

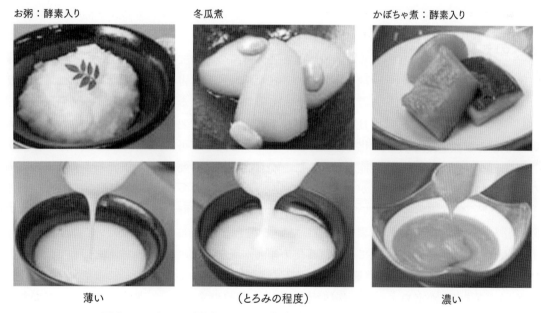

写真2 アミラーゼ酵素、とろみ調整食品を用いてとろみ調整した一例

ものができる。食材に応じてアミラーゼ酵素を使い、とろみ調整食品で適したとろみへ調整することが理想である（**写真2**）。

さらにアミラーゼ酵素を使用する利点としては、喫食中の物性変化が少ないことである。アミラーゼ酵素で処理をしていない場合では、自身の唾液によりでんぷんが分解されることで喫食中に粘度の変化が起こる。粘度の変化は、口腔内や食具を介して唾液が移ることによって器の中でも起こる。ふつうのお粥を食べ進めていくと徐々に離水してくるのと同じことであり、こうした観点からもアミラーゼ酵素の使用は検討すべきである。

注1. 本文中や図に記載される粘度は学会分類2013に準じた測定方法で実施しているが、同分類において以下のとおり記載があるため参考値として取り扱いいただきたい。「粘度は，キサンタンガムをベースとしたとろみ調整食品で水をとろみ付けした試料から検討した値である．キサンタンガム系と挙動の異なるとろみ調整食品によりとろみ付けしたものや，学会分類2013（食事）のコード2-1に該当するミキサーをかけた食品などでは検討を行っていないため，それらの値の取り扱いに注意をされたい」。

第3部 とろみとペーストの物性調整

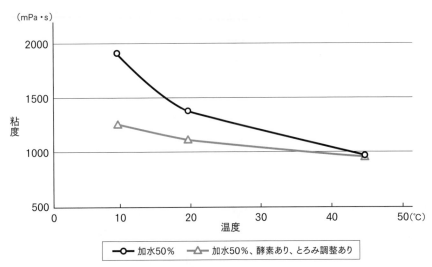

図3 かぼちゃの煮物：温度と粘度の関連(注1)

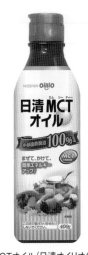

日清MCTオイル（日清オイリオグループ）
写真3 中鎖脂肪酸オイルの一例

温度変化への対応

　食品の温度は、提供時の温度帯から時間の経過とともに徐々に常温へと変化し、温度変化に応じて物性においてもさまざまな変化が生じる。これはとろみ食に限ったことではなく他の食品においてもいえることだが[5,6]、嚥下障害者の場合は健常者と比べても食事にかかる時間が長い傾向にあるため、温度による物性の変化は受けやすいと考える。消費者庁が定める特別用途食品えん下困難者用食品の測定方法についても、「温度は冷たくして食する又は常温で食する食品は10±2℃及び20±2℃、温かくして食する食品は20±2℃及び45±2℃で行う」と規定されている[7]。

　とろみ食における温度による物性の変化の1つとしては、粘度の温度依存性が挙げられる。一般的に液体の粘度は、温度の上昇とともに低下し、温度の低下とともに上昇するとされる。温かい料理を例にとると、食事が提供されてから時間の経過とともに冷め、粘度は上昇することとなる。嚥下障害のある者にとって疲れの出てくる食事後半にかけて、大きな粘度変化は誤嚥や窒息の危険を高める可能性もあることから注意する必要がある。特にでんぷん含有量の多い食品の場合には、アミラーゼ酵素を追加している場合と比較して、粘度変化の傾向が異なるため（図3）、こうした観点からもアミラーゼ酵素の使用をお勧めする。また調理工程においては、温度により粘度に変化が生じることを考慮し、喫食温度帯を想定した粘度調整を行うことが必要とされる。さらに提供方法においては、給食などで広く使われるメラミン食器に代えて保温性を高めた保温食器を用いるなど温度変化しにくい工夫も1つである。

栄養価について

　とろみ食は、先に述べたように加水を行うことによって料理の濃度は低下し、同じ栄養量を得ようとした場合には通常よりも多くの喫食量が求められる。しかし、嚥下障害者のなかに健常者よりも多くの量を食べられる人がどれほどいるだろうか。そのためには適切な物性に調整しつつ可能なかぎり栄養量の高いとろみ食の作成を心がけたい。

　加水を抑えて濃度を保つ方法についてはすでに述べたため、栄養補助食品を用いて必要な栄養素を追加する方法を紹介したい。

　エネルギー確保に有効な補助食品としては中鎖脂肪酸オイルである。高カロリーかつ、一般的な油脂の大半を占める長鎖脂肪酸とは消化や吸収の経路が異なり素早く分解され短時間でエネルギーになることが特長とされているため、効率的にエネルギーを確保できる。油脂でありながら、とろみ食に馴染みやすく追加しても油脂特有のベタつき感を感じにくい。栄養状態や筋肉量、筋力の改善効果

といった報告もあることから、喫食量が少なくエネルギー不足が懸念される場合には適用となる（**写真3**）。

もう1つの補助食品としては濃厚流動食品である。油脂と比べると重量当たりのエネルギー量は劣るものの、たんぱく質やビタミン、ミネラルといったその他の栄養素も総合的に補うことが可能である。食品への追加を前提とした濃厚流動食品も出ていることから、料理や個々の必要性に応じて使い分けることをお勧めする（**写真4**）。

さらに、こうした栄養補助食品の追加は、厨房内でなく食堂やベッドサイドなど個々の状況に応じて追加することも有効である。粘度や味の変化に注意を払いつつ使用されるとよい。

おわりに

平成28年度の診療報酬改定では、地域包括ケアシステム推進のための取り組み強化として摂食・嚥下機能低下の患者が栄養食事指導の対象として追加された。同システムを進めるためにも、とろみ食に限らず学会分類2013の各分類を理解し、各病院や施設の食事内容を整えるとともに、栄養食事指導に活かしていくことが望まれる。

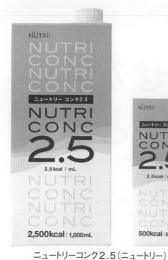

ニュートリーコンク2.5（ニュートリー）
写真4　濃厚流動食品の一例

【参考文献】
1）葛谷雅文, 長谷川潤, 榎裕美, 他：在宅療養中の要介護高齢者における栄養摂取方法ならびに食形態と生命予後・入院リスクとの関連, 日老医誌, 170-176, 2015
2）日本摂食・嚥下リハビリテーション学会医療検討委員会嚥下調整食特別委員会：日本摂食・嚥下リハビリテーション学会嚥下調整食分類2013, 日摂食嚥下リハ会誌, 255-267, 2013
3）長井勇太, 山村千絵：とろみ調整食品の添加による基本味覚閾値および味覚強度の変化, 日摂食嚥下リハ会誌, 131-140, 2014
4）中村愛美, 吉田智, 西郊靖子, 他：食材の物性に及ぼす影響から見た市販とろみ調整食品の分類, 栄養学雑誌, 59-70, 2012
5）鈴野弘子, 鈴木恵子, 石田裕, 他：要介護高齢者施設における食物形態の実態とその物性評価, 日本家政学会誌, 469-480, 2012
6）山縣誉志江, 酒井美由季, 栢下淳：物性調査による嚥下調整食の現状と課題, 嚥下リハ会誌, 140-147, 2012
7）消費者庁次長：「特別用途食品の表示許可等について」の一部改正について, 消食表第403号, 2018

Chapter 5 ペースト食の物性調整の実際

ペースト食の調整に欠かせない調理上の具体的なポイントとは

小林弘治
社会福祉法人日本心身障害児協会 島田療育センター 栄養管理部 NST室 室長

こばやし・こうじ
1993年3月、東京栄養専門学校栄養専門課程卒業。同年4月、公益財団法人佐々木研究所附属杏雲堂病院入職。2004年8月、社会福祉法人日本心身障害児協会島田療育センター入職。08年4月、同法人栄養管理部NST室兼栄養科主任に着任。14年4月から現職。NST専門療法士、栄養経営士、東京都栄養士会理事

ペースト食について

　日本摂食・嚥下リハビリテーション学会嚥下調整食分類2013（以下、学会分類2013）では、ペースト食は嚥下調整食2（コード2－1、2－2）となり、なめらかで均質なものを2－1、軟らかい粒などを含む不均質なものを2－2とする分類となっている。食事形態は、スプーンですくって口腔内の簡単な操作により適切な食塊にまとめられるもので、送り込む際に多少意識して口蓋に舌を押しつける必要があるものとなる。一般にはミキサー食、ピューレ食、ペースト食と呼ばれていることが多い。
　対象者としては、食べ物を噛む力があまりなくても、口に入れた食べ物を下顎や舌を使って食塊形成をし、広げずに送り込むような能力をある程度有し、若干の付着性の幅に対応可能な嚥下機能を有する人を想定している。調整方法としては、食品を軟らかくし、水分を加えブレンダーなどにかけてなめらかにし、凝集性を付加しスプーンですくえる硬さに調整する。そのため、提供する食事形態は、「硬さ」「付着性」「凝集性」に注意しながら調理をしていく必要がある。

器具の特徴と選び方

　ペースト食を作成するのに適した器具は、①ミルサー、②ブレンダー（ミキサー）、③フードプロセッサーの3種類である。それぞれの特徴を以下にまとめた。

①**ミルサー（miller）**
mill＝『挽く』
用途：本来は液体より乾燥した食材を粉末にするのに適している。ペースト状のもの（ジュースやスムージー、スープなど）を少量つくる時に適している。食材に対しおおよそ1/2～同量の加水が必要。コード2-1をつくるのに適している。

②**ブレンダー（blender）**
blender＝『混ぜ合わせる、調整する、mixより専門的な語』（日本では「ミキサー」と呼ばれているが、世界的には「ブレンダー」が正式名称）。スタンドタイプのものを「ブレンダー」、グリップ部分で操作するブレンダーを「ハンドブレンダー」と呼び、ハンドブレンダーは収納スペースをとらず、必要な時に手

Chapter 5

表1　学会分類2013（食事）早見表

コード		名称	形態	目的・特色	必要な咀嚼能力
2	1	嚥下調整食2-1	ピューレ・ペースト・ミキサー食など、均質でなめらかで、べたつかず、まとまりやすいもの　スプーンですくって食べることが可能なもの	口腔内の簡単な操作で食塊状となるもの（咽頭では残留、誤嚥をしにくいように配慮したもの）	（下顎と舌の運動による食塊形成能力および食塊保持能力）
	2	嚥下調整食2-2	ピューレ・ペースト・ミキサー食などで、べたつかず、まとまりやすいもので不均質なものも含む　スプーンですくって食べることが可能なもの		（下顎と舌の運動による食塊形成能力および食塊保持能力）

軽に使用することができる。

用途：食材を非常に細かく砕くことができる（固体を液体に近い状態にする）。ペースト状のものを多くつくる時に適している（容器が深く回転刃が大きいのでミルサーより食材の量が必要となる）。食材に対しおおよそ1/2〜同量の加水が必要。コード2-1をつくるのに適している。

③ フードプロセッサー
（food processor）

food＝『食べ物』、process＝『過程・下ごしらえ』

用途：料理の下ごしらえで、細かく切る、攪拌、砕くことに適している。加水をしないで使用できるが水分が多いものにはむかない。また、ブレンダー（ミキサー）よりも回転数が少ないため粗く仕上がるので、コード2-2、コード3をつくるのに適している。回転数が少ない（低い）器具で時間をかけてもなめらかな状態にはできないので、回転数が多い（高い）器具を選んだほうがよい（10,000回転/分以上）。また、パワー（W）によって仕上がりが変わるので、パワーが強いほど短時間でパワフルに稼働し、よりなめらかなペースト状に仕上がるので、回転数と合わせて確認をしたい。

ほかにも、食材や増粘剤・ゲル化剤やとろみ調整食品などを正確に計量することで失敗を防止できる電子はかりは重宝する。0.1g単位で量れるタイプがおすすめである。

調理方法とポイント

食材に加水をしてからブレンダーなどで粉砕するので、ほとんどの食材をペースト状にすることができる。

調理方法は、「焼く」と食材に焦げ目がつき表面が硬くなってしまい、水分も抜けてしまうのでざらつきの原因となるため、「煮る」「蒸す」のほうが食材から水分が抜けず軟らかくなるためなめらかに仕上がる。この時に出た煮汁・蒸し汁を水分として使用すると、うま味や流出した栄養素を摂取することができる（野菜のゆで汁も汁物やソース、あんに使用するとよい）。少量の料理をつくる場合は、鍋で一度に調理ができる災害時のパッククッキングを参考にすると便利である。

コード2-1の調理のポイントを以下にまとめる。

主食：でんぷん含有の食材を粉砕しただけの調理では時間と共に粘度が増し、いわゆる「糊状」となってしまい、コード2-1に適した状態にはならないため、でんぷん分解酵素入りゲル化剤を使用したほうが、均質でベタつきがない仕上がりになる（パンと麺もそれぞれ、パン粥、煮込み麺にしてから、でんぷん分解酵素入りゲル化剤を使用したほうがよい）。でんぷん分解酵素入りゲル化剤がない在宅の場合では、かなりの加水をするか、カレーや親子煮などをペースト状にした料理と一緒に召し上がるか、工夫が必要となる。

主菜：食材を煮たり蒸したりして軟らかく調理をする。食材量と加水量の割合は、1:1くらいだが、最初は食材量に対し1/2量の水分を加えて様子をみて、それから残りの水分を加えたほうが加水しすぎることを防ぐことができる。また、ゲル化剤の添加量は、全体量の0.8〜1.0％を基本とするが、硬すぎると窒息や誤嚥などのリスクが高くなる危険性もあるので、添加量は少ない量から試したほうがよい。とろみ調整食品でペースト食をつくる場合は、食材によっては反応が遅く時間が経たないととろみがつかないので注意が必要となる（ブレンダーと一緒に粉砕すると速くとろみがつく）。

第3部 とろみとペーストの物性調整

副菜：野菜類は水分量が多いものもあるので、食材に対し1/2量の水分を加えてみて、足りないようならば同量になるように加水をする。ゲル化剤の添加量は、全体量の0.8～1.0％を基本とするが、でんぷんを含むいも類は食材量の2倍くらいの水分を加える必要があるので、でんぷん分解酵素入りゲル化剤を使用したほうがべたつきもなくなめらかに仕上げることができる。最近では、野菜パウダーを買うことができるので、量（かさ）を減らすこともできる（元の重量の1/10くらいの量でよいので繊維の多いごぼう、れんこんを手軽に使うことができ便利である）。病院・施設で大量に使う時は、業務用の野菜のピューレが時間短縮となり便利である。コード2-2は、やや不均質でよいので、2-1をもとに少し粒がある状態に仕上げる。

コード2-1のレシピを主食、主菜、副菜に分けてそれぞれ紹介

表2　コード2-1のレシピ例

主食

〈粥ゼリー〉
【材料と分量（つくりやすい量）】
・全粥100g
・スベラカーゼ　1.0g（材料の1％）
【つくり方】
①ブレンダーに70℃以上の全粥とスベラカーゼを入れ、1分くらい粉砕する
②温度が下がってくると固まってくる

栄養成分	
エネルギー	74kcal
タンパク質	1.1g
脂質	0.1g
炭水化物	16.6g
食塩相当量	0.02g

〈米粉から粥ゼリーをつくる場合〉
【材料と分量（つくりやすい量）】
・米粉　20g
・水　100g
・スベラカーゼ　1.0g（材料の1％）
【つくり方】
①ブレンダーに材料をすべて入れ粉砕する
②耐熱容器に入れ電子レンジに1～2分かける

栄養成分	
エネルギー	75kcal
タンパク質	1.2g
脂質	0.2g
炭水化物	16.6g
食塩相当量	0.02g

〈デュラムセモリナ粉から麺のペースト食をつくる場合〉
【材料と分量（つくりやすい量）】
・デュラムセモリナ粉　23g
・水　130g
・スベラカーゼ　1.5g（材料の1％）
【つくり方】
①ブレンダーに材料をすべて入れ粉砕する
②耐熱容器に入れ電子レンジに1～2分かける
【ポイント】
　小麦粉よりデュラムセモリナ粉のほうがべたつかない。この料理は、横浜のイタリア料理の店で、障がい児と一緒にペースト食の勉強をする会の時にシェフから教えていただいたレシピを改良したものである。和風にしたい場合は、麺つゆやだしを、洋風にしたい場合はコンソメなどを加える。

栄養成分	
エネルギー	88kcal
タンパク質	2.9g
脂質	0.2g
炭水化物	18.0g
食塩相当量	0.26g

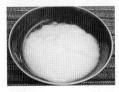

〈デュラムセモリナ粉からクリームスパゲッティ風のペースト食をつくる場合〉
【材料と分量（つくりやすい量）】
・デュラムセモリナ粉　23g
・水　80g
・牛乳　50g
・スライスチーズ　1/2枚（9g）
・コンソメ　1g
・スベラカーゼ　1.5g（材料の1％）
【つくり方】
①ブレンダーに材料をすべて入れ粉砕する
②耐熱容器に入れ電子レンジに1～2分かける
【ポイント】
　水分の一部を牛乳に変え、チーズを加えることにより栄養価がアップする。また、献立で脂質が気になる場合は、牛乳を低脂肪乳に変更する。デュラムセモリナ粉を煮ると軟らかく煮崩れた粥状のポリッジとなる。北西ヨーロッパおよび北アメリカでは、ミルクでゆで甘み付けしたセモリナプディングと呼ばれるデザートとして人気があるので、牛乳との相性はよい。コード2-2では、ブレンダーを使わずにそのまま煮込んだもので対応できる。

栄養成分	
エネルギー	156kcal
タンパク質	6.6g
脂質	4.5g
炭水化物	20.7g
食塩相当量	0.99g

主菜

〈豚肉のペースト食〉
【材料と分量（つくりやすい量）】
（リエット）
・豚こま肉　250g
・玉ねぎ　50g
・無塩バター　15g（またはラード、サラダ油）
・ブイヨン　4g（キューブ1個）

（ペースト食）
・水分　適量　※リエットの固形物：水分（煮汁＋お湯）＝1：1
・ミキサーゲル　材料に対して0.8％

【つくり方】
①リエットをつくる。玉ねぎをスライスし、鍋にバターを入れ豚肉と玉ねぎを炒める
②玉ねぎが透き通ってきたら、ひたひたまで水（分量外）を加えブイヨンを入れ、蓋をして中火で煮る（白ワイン、タイム、ローリエを入れると風味が増す）
③軟らかく煮えたら、温かいうちにブレンダーに固形物と水分、ミキサーゲルを入れ粉砕する
④食器に盛り付けて出来上がり

栄養成分（出来上がり50g当たり）	
エネルギー	175kcal
たんぱく質	11.2g
脂質	12.9g
炭水化物	2.0g
食塩相当量	0.47g

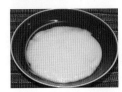

する（**表2**）。

主食については、お粥やパン、麺類はでんぷんが多いので、でんぷん分解酵素入りゲル化剤を使用すると付着性が高く糊状になるのを抑えることができる。また、喫食や介助に時間がかかってしまう場合、唾液に含まれるαアミラーゼによってでんぷんが分解されサラサラになってしまうことも防止できる。そこで、でんぷん分解酵素入り増粘剤ゲル化剤「スベラカーゼ」（フードケア）を使用したレシピを紹介する。また、お粥や煮込み麺をつくるのが大変な場合もあるため、簡単につくれる方法も併せて紹介する。

主菜は、ミキサーゲル®（宮源）を使用し、豚肉はリエット、鶏肉はコンフィ、魚介類はグラタンの調理法を用いたレシピである。嚥下反射が鈍い場合には、とろみ調整食品を使い調整をする。

副菜については、同じくミキ

【ポイント】
リエットは豚肉を脂でゆっくりと煮込み、肉をほぐしてつくるフランスの伝統的保存食。ブレンダーではなくフードプロセッサーでつくったものに、まとまりやすいソースなどをかければコード2-2で提供できる。また、ツナ缶とクリームチーズ、オリーブオイル、レモン汁などでつくるツナのリエットもある。

〈鶏肉のペースト食〉
【材料と分量（つくりやすい量）】
（コンフィ）
・鶏むね肉（皮なし）　280g（1枚）
・オリーブオイル　50mℓ
・食塩　2g
（ペースト食）
・水分（白湯）　適量　※コンフィの固形物：水分（白湯）＝1：1
・ミキサーゲル　材料に対して0.8％

栄養成分（出来上がり50g当たり）

エネルギー	75kcal
タンパク質	13.8g
脂質	1.9g
炭水化物	0.7g
食塩相当量	0.1g

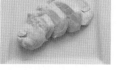

【つくり方】
①コンフィをつくる。ポリ袋（高密度ポリエチレン製）に材料をすべて入れ、よくもみ、袋の空気を抜いてしばる（鶏むね肉は厚い部分があったら包丁で切れ目を入れておく）
②鍋の場合は、沸騰したお湯の中に袋ごと入れ蓋をして弱火で40分〜1時間、炊飯器の場合は、炊飯釜にお湯を入れ保温で1時間くらい煮る
③❷の鶏肉を1口大にカットし、ブレンダーに鶏肉と同量の白湯、ミキサーゲルを入れ粉砕する
④食器に盛り付けて出来上がり

【ポイント】
コンフィは、鴨肉や鶏肉、豚肉、砂肝などに塩をすり込み、ひたひたの油脂の中で低い温度でじっくり加熱し軟らかくする料理。ポリ袋を使うことにより少ない油脂で調理ができる。残った鶏皮は焼いてだしに使え、煮汁もミネストローネなどのスープや炒め煮などに使える。鶏肉の1/2をペースト食に、残りをスライスすれば、普通食となり家族の方も一緒に食べることができる。

〈エビグラタン風のペースト食〉
【材料と分量（つくりやすい量）】
（グラタン）
・むきエビ（冷凍）　50g
・市販ホワイトソース（缶）　60g
・牛乳　40g
・ミキサーゲル　1.2g（材料に対して0.8％）

栄養成分（出来上がりグラタン50g、ソース40g当たり）

エネルギー	88kcal
たんぱく質	6.1g
脂質	8g
炭水化物	7.3g
食塩相当量	0.62g

（アリゴソース）
・じゃがいも（メークイン）　100g
・スライスチーズ　1枚（18g）
・牛乳　100g
・塩、こしょう　少々

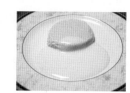

【つくり方】
①グラタンをつくる。むきエビをゆで、ホワイトソースと牛乳を混ぜ、温めておく
②温かいうちにブレンダーに材料をすべて入れ、耐熱容器に入れ電子レンジで温める
③アリゴソースをつくる。じゃがいもをスライスして水にさらしゆでる
④❸を温かいうちにブレンダーに材料を入れ粉砕する
⑤❹を耐熱容器に入れ電子レンジで温め、皿に盛り付けた❷の上にかける

【ポイント】
アリゴソースは、フランス料理のアリゴをソースにできるくらいゆるくしたもの。じゃがいもはでんぷん含有量の少ないメークインにし、チーズもとろけるチーズ（ナチュラルチーズ）ではなくスライスチーズ（プロセスチーズ）を使うことで、べたつきを抑えたソースに仕上がっているので冷めても大丈夫。

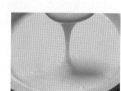

（冷めた状態のソース）

副菜

〈豆腐サラダのペースト食〉
【材料と分量（1人分）】
・無調整豆乳　90g
・ごまだれ（市販品、カロリーハーフ）　10g
・ほうれん草（冷凍）　30g
・にんじん　10g
・ミキサーゲル　1.4g（材料に対して1.0％）

栄養成分

エネルギー	91kcal
たんぱく質	5.7g
脂質	5.5g
炭水化物	5.7g
食塩相当量	0.85g

【つくり方】
①ほうれん草とにんじんはゆでておく
②ブレンダーに材料をすべて入れ粉砕する
③食器に盛り付け出来上がり

【ポイント】
煎りごまでは、なめらかにできずに練りごまを使うことが多いと思うが、市販のごまだれでもなめらかに仕上がる。豆乳とごまだれをとろみ剤でソースの代わりとしてもよい。生のほうれん草を使う場合は、ミルサーやハンドブレンダーでは刃に繊維が絡まってしまう時があるので葉先を使用する。

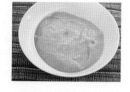

サーゲル®を使用し、簡単な豆腐サラダを紹介する。

市販食品・介護食品の活用

病院や施設では、厨房も広く、献立（料理、食材など）によって何種類かの増粘剤・ゲル化剤を使い分ける技術があるが、在宅では、毎日3食の主食、副食をつくることは容易ではない。そこで、コンビニやスーパーで1人前の惣菜やレトルト食品を食材としてうまく活用すればペースト食をつくることができ、水分を牛乳や豆乳に変えることにより栄養価をアップすることができる。また、介護用食品もスーパーやドラックストア、通信販売などで手軽に買えるようになってきたので、1品や1食分を置き換えることで調理者（家族やヘルパー）などの負担を減らすこともできる。ただし、1日分の摂取エネルギーを確保するためには、普通食の2倍くらいの量を食べなくてはならないこともあるので、おいしく食べきれる量や喫食時間などを考慮し、不足分は濃厚流動食（場合によりとろみなどをつける）や補助食品でエネルギーや栄養素を確保する必要もあると考える。

高齢者では、普通食がどのようなものか知っている分、ペースト食は受け入れがたいのではないかと思う。知人に脳梗塞となり左半身に麻痺が残った方がいるが、医療従事者や家族の意見を聞かず、液体の水分や普通食を食べた結果、肺炎となり命の危険にさらされてしまったことがある。このようにならないためにも、なぜペースト食（コード2-1、2-2）が必要なのかを多職種連携で取り組み、患者さんが納得するような説明をしていかなくてはならないと考える。

おわりに

当センターは、重症心身障害児・者の病院で摂食・嚥下機能障害の方は多く、生涯を通じ普通食を召し上がることができない方も少なくない。外来の栄養指導でも、「ペースト食はつくりたくない」「食べ物ではない」と言われることもあるが、その場合は、スムージーや野菜ジュース、なめらかプリンなどの馴染みやすい料理名（商品名）を伝えている。また、東京ディズニーランド・ディズニーシーでの食事に制限のある人への取り組みを教え、きっかけをつくっている（東京ディズニーランドでは、ペースト食を提供してくれる店舗をホームページで見ることができる）。このような経験から、洋食の技法を真似てレシピを作成したので参考になれば幸いである。

【参考文献】
日本摂食・嚥下リハビリテーション学会嚥下調整食分類2013,日摂食嚥下リハ会誌17（3）：255-267,2013,日本摂食・嚥下リハビリテーション学会医療検討委員会
摂食嚥下障害の栄養食事指導マニュアル　嚥下調整食　学会分類2013に基づくコード別解説,臨床栄養別冊　JCNセレクト12,医歯薬出版,pp.26-51
困ったときにひらく本　嚥下食Q&A　嚥下調整食のレシピ,（監修）藤谷順子,（監修・料理）増田邦子,宮源,pp.11-12

第4部

各社製品を活用した嚥下調整食実践事例集

事例 1

在宅支援有床診療所 みえ呼吸嚥下リハビリクリニック 院長
井上登太 医師

粉末油脂やたんぱく質補給粉末を活用した呼吸不全患者の栄養改善の取り組み

施設DATA
在宅支援有床診療所 みえ呼吸嚥下リハビリクリニック（三重県亀山市）
ベッド数：14床
給食業務形態：直営と外部配食サービス併用
リハビリテーションセンター：併設
デイケア：定員25名　サービス付き高齢者向け住宅（併設）：28戸

慢性閉塞性肺疾患においては多くの症例で摂食嚥下障害が伴う

　日本における慢性閉塞性肺疾患（以下、COPD）患者の死亡数は年々増加しており、厚生労働省の統計によると、2017年は1万8523人となっている。同じく厚生労働省が2014年に発表したCOPDの総患者数は26.1万人だが、順天堂大学医学部の福地氏らによる大規模な疫学調査NICEスタディでは、総患者数を530万人と推計しており、未受診・未診断患者が相当数存在すると推測されている。

　「COPDは長年にわたる喫煙などによって肺胞が破壊されることで酸素の取り込みや二酸化炭素の排出機能が低下し、呼吸不全を呈する疾患です」

　そう語るのは、三重県亀山市に位置する、みえ呼吸嚥下リハビリクリニックの院長、井上登太医師。2009年に開院した同クリニックは、呼吸不全や摂食嚥下障害を専門とし、在宅支援を目的とした有床診療所として地域の高齢者を支えている。

　「呼吸不全が生じると最終的に誰しも摂食嚥下障害を発症します。また、摂食嚥下障害を発症すると必ず呼吸にも問題が起こってくるのです」

　呼吸不全が進行するなかで摂食嚥下障害が生じる理由は、3つある。1つは食欲の問題。COPDや気管支ぜんそくなどの閉塞性換気障害を生じると、肺や気管支が炎症や残気量の増加によって過膨張を起こすため腹部が圧迫されて食欲がわきにくくなる。また、喉と肺はつながっているため、肺の過膨張により咽頭が引っ張られ、位置が下に落ちてしまう。すると、嚥下の時に咽頭を持ち上げる「距離」が長くなるので運動量が増加する。これが疲労につながり、食欲を阻害するという。

　2つ目は頻呼吸。呼吸不全の患者は、換気障害のため1回の換気量が少ない。その分、回数で補おうとするため頻呼吸となる。健常者の1分間の呼吸数は平均13〜14回だが、頻呼吸の状態では1分間に25回以上に及ぶ。

　「嚥下の際は気道が塞がれるため呼吸が止まっています。頻呼吸の患者にとっては、この息を止めるだけで疲れてしまうのです。飲食という健康な人にとって当たり前の行為でも呼吸がひどく乱れてしまい、苦しくなります。そのため食欲が減退し、誤嚥を来しやすくなるのです」

　3つ目は筋力低下の問題。呼吸不全がサルコペニアを伴うことは必然と言っても過言ではない。低酸素状態による筋肉量の減少、活動性の低下、食欲不振など、呼吸不全にはサルコペニアの誘発原因が多数存在する。サルコペニアによって嚥下運動に必要な筋肉量や筋力も低下するため、嚥下機能の低下を来すことになる。

　「呼吸不全の病態には摂食嚥下障害を誘発する条件が複数存在します。呼吸不全に伴う疲労や食欲不振、誤嚥のリスクから摂取量が低下して栄養状態が悪化し、さらに呼吸不全が重症化するという悪循環に陥ることになります。この悪循環を断ち切るためには、栄養状態を悪化させないことが極めて重要です」

加工用補助食品を活用した呼吸不全患者の栄養管理

　COPDのような閉塞性換気障害では二酸化炭素を吐き出す能力が低下しているため、二酸化炭素の産生量の多い（呼吸商が高い）炭水化物の摂取量を抑え、二酸化炭素の発生量の少ない（呼吸商の低い）脂肪やたんぱく質を中心とした食事内容が望ましいとされる。しかし、飲み込みやすいように流動性を与えた食事は炭水化物に頼ったエネルギー構成になりがちだ。呼吸

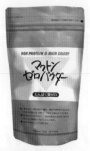 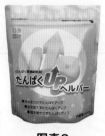 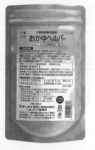 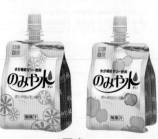

写真1　　　　写真2　　　　写真3　　　　写真4

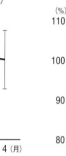

図1　BMIの経過　　　　図2　血清Alb値の経過

不全患者の摂食嚥下障害においては、通常の嚥下調整食で対応してしまうと、呼吸障害の悪化や低栄養の進行を早める危険がある。同クリニックにおいても呼吸不全患者が多く入居・入院する病棟では、栄養サポートチームによる栄養モニタリングを行っているが、そうした患者の体重減少が多く認められ、長期にわたって栄養改善に苦慮したという。

「そこでリンパ管を経由せず、門脈から肝臓に入ってエネルギーとなる中鎖脂肪酸油製品を使用することにしました」

採用した製品は、マクトンゼロパウダー（キッセイ薬品工業株式会社、**写真1**）。この製品は中鎖脂肪酸油のみを使用した粉末製品であり、飲み物へはもちろん、カレーや肉じゃが、白飯、ヨーグルトなどさまざまなメニューに加えることができる。同クリニックではこの製品を1日約25g（200kcal）献立に添加し、1日1900kcalの設定として提供したところ、BMIも血清アルブミン値も改善傾向が認められたという（**図1**、**図2**）。

「さらにその後、経管栄養患者を含む症例に、たんぱくUPヘルパー（キッセイ薬品工業株式会社、**写真2**）を1日約20g（80kcal）提供し、褥瘡や全身状態に改善を認めています」

この製品はたんぱく質補給粉末であり、マクトンゼロパウダー同様にさまざまなメニューに加えることが可能だ。いずれの製品も食事の量を増やさずにエネルギーと脂質、またはたんぱく質の増加を図ることができるメリットがある。

また、食欲低下の原因の1つである腹部膨満を誘発する原因として、胃にガスが溜まりやすい炭酸飲料やサツマイモなどの摂取、排便困難に加えて、呑気症がある。これは頻呼吸時に急いで摂食しようとする人が非侵襲的陽圧換気療法（NPPV）の使用の際によく見られるものだ。その改善方法として、ストローや唇をつぼめた形での摂取は空気が入りにくく有効であり、栄養摂取の効率化の面でも液状物をストローで摂取することは簡便な改善方法という。

「しかし、お粥などの糖質をミキサーにかけると粘度が高くなり、ストローで吸うことが困難になります。そこで当クリニックでは、でんぷん分解酵素（アミラーゼ）のおかゆヘルパー（キッセイ薬品工業株式会社、**写真3**）を使用しました」

この製品は通常、お粥に添加してでんぷんを分解することにより、お粥を液状に加工するためのものだが、ミキサーを使って簡便に米やいも類などの糖質を液状化することができる。摂食困難症例や易疲労症例、呑気症の強い患者に対してはこの液状化食物を提供し、水分摂取については水分補給ゼリー飲料、のみや水（キッセイ薬品工業株式会社、**写真4**）などを提供し、摂食状況の改善をめざしている。

「栄養療法は継続できなければ意味がありません。日々の食事のなかでおいしく手軽にできて、負担にならずに楽しい思い出につながることが基本です。その実現のうえでも、こうした加工用補助食品を活用することは有効であると思います」

事例 2 介護付有料老人ホームTo-be 主任調理師
小河原隆之 氏

嚥下障害でもおいしいお粥を！
「離水しにくさ」と「お粥らしさ」の両立

施設DATA
介護付有料老人ホームTo-be（愛媛県伊予郡）
定員数：78人
給食業務形態：直営
提供食数：約300食／日
調理作業員：調理師5人

離水した水を捨てている
ヘルパーの姿に衝撃

「ある日のミールラウンドで、ヘルパーがお粥の水分を流しに捨てながら食事介助をしている光景を目にし、衝撃を受けました」

こう語るのは、介護付有料老人ホームTo-beで主任調理師を務める小河原隆之さんだ。小河原さんは調理師でありながら、積極的にフロアに出たり、ミールラウンドを行い、利用者への質の高い食事提供に努めており、嚥下調整食にも力を入れている。「ヘルパーは水っぽくなるのはお粥の炊き加減の問題だと考えていたようですが、実際は、食べているうちに唾液がでんぷんを分解するために『離水』が起きていたのです。

ヘルパーにそのことを説明して介助時に気をつけてもらうことも大切ですが、同時に、離水しないお粥を厨房で用意することも必要だと痛感しました」と小河原さんは話す。

また、利用者からの「ミキサー粥は食べたくない」という言葉も小河原さんの心を突いた。「嚥下機能が低下した利用者の方でも、ミキサー粥や粥ゼリーではなく、粒のある"お粥らしいお粥"を味わってもらうことはできないだろうか？」と小河原さんは考えるようになり、お粥の改良を決意した。

酵素入りゲル化材で
安全でおいしいお粥に

離水を防ぐため、小河原さんは、さまざまなメーカーのとろみ材やゲル化材を試し、酵素入りゲル化材に辿り着いた。酵素入りゲル化材のなかにはべたつきが強い、うまくゲル化しない、固まりすぎる、というゲル化材があるなか、最終的に選んだのは、ニュートリー株式会社のソフティアUだった。ソフティアUはでんぷん分解酵素（α－アミラーゼ）を含んでいるため、でんぷんが分解された状態のお粥をつくることができる。そのため、食べる際の唾液による離水を防ぐと同時に、でんぷん特有のべたつきも解消される。

通常の使用方法だと炊き上がったお粥にゲル化材を加えるが、小河原さんはここに工夫を加えた。「炊いたお粥に加えると、ゲル化材に含まれる酵素が米粒を溶かしてしまうため、炊く前の浸漬させた生米にソフティアUを加えています。そうすることで米粒の形を残したお粥らしいお粥に仕上がります」というのが理由だ。

また、調理には回転釜やスープケトルではなく、スチームコンベクションオーブン（以下、スチコン）を

> **お粥の問題点とは？**
>
> 嚥下障害の患者にお粥を提供する際の問題として、1つには、食べているうちに水分が分離していく「離水」がある。お粥が離水してしまうのは、食べているうちに唾液に含まれる酵素アミラーゼがでんぷんを分解するためだ。
> 「日本摂食・嚥下リハビリテーション学会嚥下調整食分類2013（以下、学会分類2013）」では、全粥や軟飯はコード4、ペースト状にしたものはコード2－1や2－2にあたる。コード2とコード4をつなぐのがコード3だが、このレベルのお粥の調整のハードルが高い。学会分類2013では、コード3とは「形はあるが、押しつぶしが容易、食塊形成や移送が容易、咽頭でばらけず嚥下しやすいように配慮されたもの、多量の離水がない」と示されている。主食の例として挙げられているのが「離水に配慮した粥など」だ。つまり、離水の問題をクリアすることがポイントとなる。
> もう1つの問題が、お粥自体のべたつき、つまり付着性の高さだ。この離水と付着性という2つの問題をクリアしなければ、嚥下障害の患者への安全なお粥の提供は難しい。

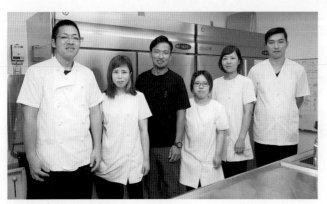

同施設の食事を支える調理スタッフ

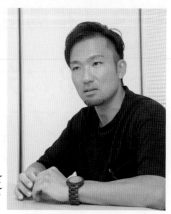

食べられる喜びの力はとても大きいことだと日々感じてるという小河原隆之さん

使用。たとえ分量どおりに炊いても、釜の場合はお米の水分量や水の温度、室温などの影響で、季節による仕上がりのバラつきは避けられず、調理師の勘に頼らざるを得ないからだ。その結果、お粥がゆるかったり、硬かったり、という問題が生じていた。

スチコンのメリットは何と言っても、時間と温度を設定するだけで誰がつくっても同じ質のお粥がつくれるため、安定性が高いということにある。小河原さんがこだわるお米の粒の加減についても、釜で炊くと対流により粒がつぶれやすいが、スチコンは対流が起きないため粒がつぶれにくいという。また、釜のように吹きこぼれたり焦げたりする心配がないので1人がつきっきりになる必要がなく、お粥をつくりながら別の作業が行えるので、作業効率がアップできるのもメリットの1つ。「当施設はソフティアU入りのお粥だけでなく、通常の全粥と軟飯も一緒にスチコンで調理しており、以前に比べて、格段に作業がスムーズになりました」と小河原さんは語る。

同施設では、これまでむせが出るなど全粥の提供が難しい場合、ミキサー粥まで食形態を下げていたが、現在は、ミキサー粥にする前にソフティアU入りのお粥を試している。

「ソフティアU入りのお粥なら問題なく食べられる方がほとんどであり、現在、ミキサー粥を提供している方はゼロという状況です。おいしいお粥が食べられることで食欲が戻り、元気に暮らせるようになる方は多いです。『食べたい』という希望に応える食事づくりを第一に、今後も取り組んでいきたいと思います」

通常のお粥とソフティアU入りのお粥での離水の比較
（七分粥で比較）

通常のお粥とソフティアU入りのお粥にアミラーゼを添加し、30分後の離水の状況を比較したところ、通常のお粥では米と水分の分離が見られるのに対し、ソフティアU入り のお粥では、ほとんど離水が見られなかった。

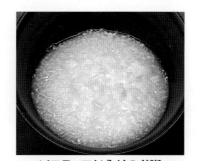

ソフティアU入りのお粥
米粒がふっくらと残っている

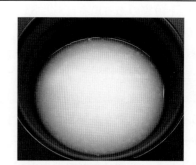

通常のお粥
水分が出て米粒が沈んでいる

（実施：ニュートリー株式会社）

（本稿は『ヘルスケア・レストラン』2017年11月号65-68ページに掲載した記事を加筆・修正のうえ再構成したものです）

事例3 独立行政法人労働者健康安全機構 岡山ろうさい病院 栄養管理室
福島由江 氏

コード3に対応した離水しにくいお粥が ステップアップの隙間を埋める

施設DATA
独立行政法人労働者健康安全機構
岡山ろうさい病院(岡山市南区)
病床数:358床　診療科:21科
給食業務形態:日清医療食品(株)に委託
提供食数:約800食／日
調理作業員:36人

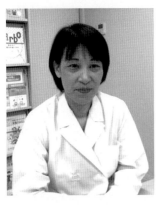

管理栄養士の福島由江さん。
同院の嚥下調整食の中心的役割を担う

不安定なお粥の物性では ステップアップが困難

　急性期病院である岡山ろうさい病院には、さまざまな原因をもった嚥下障害の患者が入院する。脳血管疾患障害や誤嚥性肺炎の患者、慢性閉塞性肺疾患や呼吸器疾患の患者など、その背景は千差万別だ。嚥下機能評価を行う言語聴覚士(以下、ST)と、嚥下調整食の物性調整を担う管理栄養士とが二人三脚で、早期経口移行やステップアップに取り組んでいる。
　「当院では2015年からソフティアU(ニュートリー株式会社)入りのお粥を導入しています」と話すのは、栄養管理室の福島由江さんだ。それは、当時の調理師の1人が調理師協会のセミナーで小河原隆之さんの考案した、ソフティアU入りのお粥を知ったことがきっかけだった(前稿／事例2参照)。同院ではちょうど同じ頃、お粥の改良が課題としてあがっていた。同院では嚥下障害のある患者に対しSTが食事介助に入るが、STから「全粥の物性が日によってバラバラであり、離水が生じるため、全粥が提供できず、主食のレベルを落とさなければならない人が出てきてしまう。どうにか離水しないお粥を用意できないか」という要望があったのだという。栄養管理室でもお粥の不安定な物性や離水の問題は認識していたが、有効な手立てが見つからず、福島さんらも悩んでいた。
　お粥の仕上がりにバラつきが出てしまう原因の1つには調理方法があると思われた。同院ではスープケトルでお粥を炊いていたが、お粥は炊き上がったあとで米粒と重湯に分離するため、かき混ぜる必要がある。軽く混ぜるだけだと水っぽさが残ってしまい、よく混ぜると今度は粒がつぶれて糊のようになってしまう。その加減を現場で統一することができず、どうしても混ぜ方に調理師それぞれの癖や性格が出てしまうのが、調理上の大きな悩みだった。「そうしたなかで、小河原さんのスチコンで炊くソフティアU入りのお粥を知った当時の調理師が、小河原さんに相談して当院での導入が決まったのです」と福島さんは振り返る。

スチコンによる効率化が 少ない人員での提供を支える

　導入に際してはSTと一緒に検討を重ねていった。定期ミーティングで話し合い、試食も数回行った。「何よりも、離水しないことを重視して検討を重ねました」と福島さんは話す。盛り付け、配膳の時間を考えると、お粥ができて実際に患者が食べ始めるのは30分後、さらに食事時間に30分かかることを考えると、1時間、同じ物性を保つ必要がある。ソフティアU入りのお粥はその点をクリアできるというのが最大のメリットだという。
　同院では嚥下障害があり、舌で押しつぶせる程度の

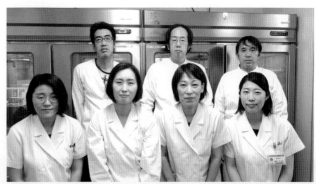

管理栄養士と調理スタッフが二人三脚でソフティアU入りお粥を提供している

基本レシピ
ソフティアUを使ったお粥のレシピ

岡山ろうさい病院 栄養管理室

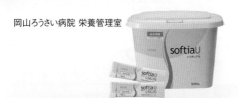

材料

生米	100g
水	650mℓ
ソフティアU	1g

※出来上がり重量約750g。1/1ホテルパンで1回当たり、上記の材料の3〜4倍つくることができ、女性でも無理なく持てる重量である

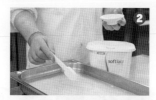
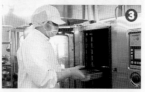
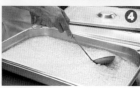

作り方

① 1/1ホテルパンに洗米後の生米と水を入れ、30分以上浸漬させる(浸漬の時間が長いほど芯がなく軟らかく炊ける)
② ①にソフティアUを加えて混ぜ合わせる
　※浸漬する前にソフティアUを加えてしまうと、米粒がコーティングされてしまい、芯が残る
③ ②にステンレスのふたをし、100℃、スチーム100%モードにしたスチコンで60分間加熱する
④ 炊き上がったらふたを開け、米粒をつぶさないように気を付けながらホテルパンの縁周りに沿って軽く一周、お粥を混ぜる
⑤ 再度ふたをし、ブラストチラーか冷水で必ず70℃以下に冷ます
⑥ 提供時に再加熱する

食数が少ない場合……
食数が少なく、1/2ホテルパンを使用したい場合でも、レシピやスチコンの設定はそのままで、同様にお粥を炊くことが可能

ソフト食を提供しているのが約50人だが、その内で20〜30人ほどがソフティアU入りのお粥の対象となっている。

福島さんは離水しにくいコード3＊のお粥の必要性について次のように話す。「全身状態の回復や摂食嚥下機能訓練などによって、ペースト状のコード2から形のある食事へとステップアップできる場合、いきなりコード4にあたる通常の全粥に進むのは誤嚥や窒息のリスクがあります。当院の全体の提供食数に比べればソフティアU入りのお粥の対象者は少ないですが、離水しにくいお粥というワンステップが、急性イベント後の食べる機能の回復のなかでは必要になってくるのです」

また、スチコンによる調理によって作業手順が簡略になったことも、導入のメリットとして挙げられる。調理師による出来上がりの物性のバラつきが解消されることはもちろん、こまめな火力調整が不要となったことが、作業効率を向上させた。作業の煩雑さを減らすことでミスの防止になるほか、浮いた分の時間や人員をソフト食などの調理に回すことも可能だ。「当院では給食を委託していますが、ソフト食とソフティアU入りのお粥に関しては、病院所属の調理スタッフ4人と管理栄養士1人が中心となり調理しています。少ない人員で実施しているため、作業の効率化は需要なポイントです。マンパワーの都合で提供できないというわけにはいきませんから、スチコンを活用した調理は有用ですね」と話す福島さん。

今後、お粥の嚥下調整食づくりでの酵素入りゲル化材の使用とスチコンの活用という掛け合わせの発展に、期待が寄せられる。

＊日本摂食・嚥下リハビリテーション学会嚥下調整食分類2013

他職種からの声　栄養管理室とSTの連携でお粥の標準化が実現

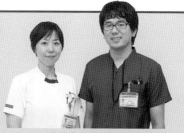

STの森谷貴子さんと新倫昌さん

同院では栄養管理室とSTが連携して嚥下調整食の提供に取り組んでいる。嚥下機能評価や嚥下機能訓練、嚥下障害のある患者への食事介助を担っているのがSTだ。「全粥にステップアップする際に、日によってお粥の物性が安定しなかったり、食事介助中に離水したりするため、病棟での調整が必要になっていました」と語るのは、STの新倫昌さん。お粥の水分が多ければ誤嚥、少なければ送り込みが困難となり窒息のリスクが高まる。お粥は嚥下障害の方への提供において、実は物性調整に細かな配慮が必要だ。物性が安定せず、STが病棟でとろみ材を加えて調整することもあったという。

しかし、ソフティアUを使用したお粥を導入してから、そうした問題は一切なくなった。同じくSTの森谷貴子さんは「離水があると嚥下機能の高い方にしか提供できませんが、ソフティアU入りのお粥にすることで標準化が図れ、安全な提供が行えます。また、早期リハビリ、早期退院をめざすなかでは、日々変化する嚥下機能に応じた嚥下調整食をタイミングよく提供する必要があります。コード3に対応したお粥が提供できることでスムーズなステップアップが可能となり、患者さんの回復につながっていると感じています」と話す。

こうしたお粥の改良が実現したのも、栄養管理室とSTとの日頃のコミュニケーションがあってこそ。職域の垣根を越えた連携が患者メリットの高い嚥下調整食の提供を実現させている。

（本稿は『ヘルスケア・レストラン』2017年11月号65-68ページに掲載した記事を加筆・修正のうえ再構成したものです）

事例4

社会福祉法人日本心身障害児協会 島田療育センター
栄養管理部NST室 室長
小林弘治 氏

食べることは生きること
障害と共存する命を栄養で支える

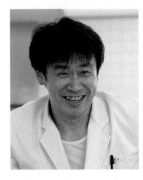

栄養管理部NST室の
小林弘治室長

施設DATA
社会福祉法人日本心身障害児協会
島田療育センター（東京都多摩市）
病床数：243病床　給食業務形態：委託
提供食数：食事 397食/日、経管 302食/日（入院のみ）
短期入所・DC・島はちの提供食数：37食/日
調理人数：31人（委託合計）

重症児・者に合わせた食事のアプローチを探る

　1961年に重症心身障害児の入所施設として開設した島田療育センター。現在は、243病床で入所患児の療育に努めるとともに、外来では重症心身障害児・者（以下、重症児・者）だけではなく、多動性症候群やアスペルガー症候群など発達障害の子どもたちの診療にも尽力している。

　重症児・者とは、重度の身体障害と知的障害を併せもった患児・患者をいう。典型的なケースとして挙げられるのが脳性麻痺であり、これは受胎から新生児までの間に脳形成不全や脳炎などの感染症、頭部外傷などが原因となって、循環障害や脳血行障害などを起こし、種々の障害につながるとされている。こうした障害は、てんかんや嚥下障害、変形拘縮、頚椎症などが合併して症状をさらに重症化することが特徴である。また、脳性麻痺以外にも、染色体異常や筋ジストロフィー、神経変性疾患なども重症心身障害の原因として挙げられている。

　2018年4月の段階で、肢体不自由と知的障害も重い典型的重症児・者が入所利用者の77.3％を占めており、56.2％が寝たきり状態。寝返り不可の重症児・者も45.9％を占めている。なお、年齢層も8歳から70歳と幅広く、同施設の開設当初から入所している利用者もいるという。「重症心身障害の病態の特徴として、障害が障害を生むという障害の連鎖が挙げられます。たとえば、脳性麻痺が原因となって筋緊張異常が生じ、それが摂食嚥下障害や呼吸器障害につながるような連鎖です」と木実谷哲史院長が教えてくれた。特に、摂食嚥下障害は多くの利用者にみられる障害だという。

　取材にうかがった日の食事風景は、各自の身体状態に応じて特注した車いすに重症児・者が座り、その横では介護職員や看護師らが食事介助を行っていた。トレーに盛り付けられた食事形態は、ほとんどがゼリー状の物性に調整されたものだ。咀嚼を要する固形物はあまり見当たらない。なかにはペースト状の食事をシリンジで吸い取って胃ろうカテーテルから注入している姿もあった。「胃ろうからの注入であっても、おいしい食材でつくったものならば香りや風味を感じていただけます。口から少しだけ味わっていただき、残りは胃ろうから注入することもあります」と、栄養管理部NST室の小林弘治室長は語る。

乳児期の機能を想定した嚥下食づくりに挑む

　同施設の利用者たちは、その多くが生まれてから固形物を摂食・嚥下する機能を習得したことがない。食べる機能が乳児期のままであることが少なくないため、一般的な摂食嚥下リハビリテーションの考え方は当てはまらないと、木実谷院長は言う。

　「摂食嚥下障害はご高齢の方特有の障害と考えられがちであり、その対応として摂食嚥下リハビリテーションが施行されます。リハビリテーションとは、失った機能を回復するための訓練という意味であり、訓練を行って嚥下機能の回復をめざすことが目的です。しかし、当施設のご利用者たちは先に述べたように、固形物を咀嚼・嚥下する機能を習得したことがありません。ですので、摂食嚥下リハビリテーションではなく、摂食嚥下機能の療育と考え取り組んでいます」（木実谷

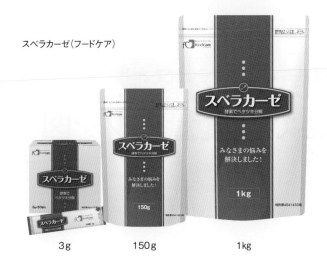

スベラカーゼ（フードケア）
3g　150g　1kg

表1　口腔機能と食事形態

食事形態	初期食		中期食		後期食
	ポタージュ食	ペースト食	マッシュ食	ソフト食	軟菜食
摂食機能	経口摂食準備期	嚥下機能獲得期 捕食機能獲得期	捕食機能獲得期 押し潰し機能獲得期		すり潰し機能獲得期 水分摂取機能獲得期
調理形態	半流動食		押し潰し食（粘調軟固形食）		軟固形食
食べ物の特徴	ポタージュ状	ペースト状	マッシュ状	テリーヌ状（形があり、舌で潰せる軟らかさ）	歯茎で潰せる軟らかさ（食材の形があり、親指と薬指で潰せる軟らかさ）

院長）。

　段階的な訓練によって食事形態のステップアップをめざす日本摂食・嚥下リハビリテーション学会嚥下調整食分類2013（学会分類2013）が適応とならないため、同施設では乳児の離乳食の基準を踏まえた独自の食事形態を導入している（**表1**）。「この食事形態も本来は、初期食から中期食、後期食と成長に伴ってステップアップしていくものですが、当施設のご利用者の場合、背景にある疾患などの影響もあってステップアップが難しいことも少なくありません。その場合、無理のない範囲で安全な口腔機能に合った食事形態を経口摂取していただき、不足分をシリンジで胃ろうから注入します。場合によっては、市販の濃厚流動食を使って不足分を注入することもあります」（小林室長）

　重症児・者の多くは咀嚼・嚥下機能を獲得していないため、凝集性が弱いと食塊形成が困難だったり、付着性が高いと窒息するリスクが高まったりと、物性には「かたさ」以外にも「付着性」「凝集性」への注意が重要となる。そこで小林室長は、主食となる粥ゼリーにスベラカーゼ（フードケア）を採用している。「主食となるお粥やパンなどは、でんぷんが多いので、でんぷん分解酵素入りゲル化剤の『スベラカーゼ』を使用しています。特にお粥などは、付着性が改善され安心して提供することができます」と、使用感に満足しているという。また、唾液による離水の影響を最小限に抑えることもメリットだ。

生きる楽しみにつなぐ食事のあり方を提案

　小林室長は、主食にスベラカーゼを使用することで、65℃でも溶けださないゼリー食を提供できるようになり、温かい状態で食べてもらえることも魅力だとい

う。そこまで食事にこだわる背景として、「口から食べることは生きることであり、その楽しみをなくすことは生きることの否定につながりかねません。たとえ全量経口摂取は難しくても、せめて1日一口、できれば二口食べてもらうというように、安全に食べられる範囲で経口摂取の楽しみを継続できるよう、多職種で努めています」と小林室長は話す。

　「ペースト食と聞くと、ドロドロしていて食べ物とは思えないと考える方が少なくありません。しかし、ポタージュであれば、食べ物ではないという方はほとんどいません。外来での栄養指導でも当施設でご提供する食事にしても、見た目はもちろん、調理工程においてもポタージュやリエットなどで使われているフレンチの技法を取り入れながら、色鮮やかで栄養価が高く、おいしくて食べたくなる食事をめざしています」（小林室長）

　同施設の重症児・者は、生涯を通じ普通食を食べることができない方も少なくない。外来の栄養指導で、患者家族から「ペースト食はつくりたくない」「食べ物だと思えない」と言われることもあると小林室長。その場合は、スムージーや野菜ジュース、なめらかプリンなど、市販されていて馴染みやすい料理名（商品名）を伝えているという。簡単な料理のイメージや調理工程を伝えることで「それなら簡単ね」と、納得してくれる方が多いという。

　「重症の方ばかりですから、管理栄養士としての課題が山積しています。ご利用者の方々の身体に聞きながら、その課題を一つひとつ解決していくことをめざしていきます」（小林室長）

※スベラカーゼ（フードケア）を利用した主食の調理例は103ページに記載しています。

（本稿は『ヘルスケア・レストラン』2018年8月号62-65ページに掲載した記事を加筆・修正のうえ再構成したものです）

事例 5　NTT東日本関東病院 栄養部
上島順子 氏

素材冷凍食品を導入し厨房負担を軽減
安定した物性と見た目のよさで喫食量アップを図る

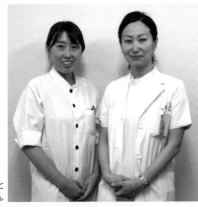

上島順子さん（右）と
廣吉未来子さん

施設DATA
NTT東日本関東病院（東京都品川区）
病床数：594床
給食業務形態：委託
提供数：約380食／日
調理作業員：62人

厨房作業の煩雑化を招く
嚥下調整食の調理

　急性期病院であるNTT東日本関東病院（東京都品川区）は37診療科、6センターを有する地域の中核病院であり、患者の疾患や病態は多岐にわたる。また地域がん診療連携拠点病院（高度型）のため、積極的がん治療（外科療法、化学療法、放射線治療）から緩和ケア、がん終末期までのトータル的な支援を提供する。

　がん患者のなかでも、口腔がんや咽頭がんでの外科治療においては、舌や顎が除去されることにより器質的嚥下障害を来す場合が少なくない。また、がんが進行していくことで全身状態が悪化していき、筋力低下などにより嚥下障害が生じることもある。加えて同院では近年、高齢患者が増加しており、入院疾患とは別に体力低下や脳血管疾患の後遺症による機能的嚥下障害をもつ患者も多く認めるようになってきている。

　「入院患者さんの誤嚥リスクを低減し、残存する摂食嚥下機能をできるだけ維持し退院へつなぐためには、その方の摂食嚥下機能より高すぎも低すぎもせず、適切な食形態で食事を提供することが求められます」

　そう話すのは、同院栄養部の摂食嚥下リハビリテーション栄養専門管理栄養士の上島順子さんだ。そこで同院では摂食嚥下機能評価を実施することで、患者の摂食嚥下機能を明らかにし、適切な食形態の食事提供を徹底している。摂食嚥下機能評価においては、独自の「摂食・嚥下障害スクリーニングマニュアル」に則り、看護師がスクリーニングを実施。スクリーニングにより嚥下機能に問題が見られた場合は主治医に連絡が入り、言語聴覚士に摂食嚥下リハビリテーションの依頼が出されるという。これらの情報は週に1度のカンファレンスにより多職種間で共有されており、また管理栄養士は主に言語聴覚士から摂食嚥下機能評価の連絡を受け、ともに食形態を検討している。

　同院で提供される嚥下調整食は、学会分類2013※のコードに準じた物性に調整しており、嚥下開始食（0j～1j）、ゼリー食（1j）、ペースト食（1j～2-1）、嚥下三分菜食（2-2～3）、嚥下軟らか食（3～4）の5段階がある。「当院では患者さんのほとんどが常食を召し上がるため、全体の食数をみると嚥下調整食は決して多くはありません。しかし、嚥下調整食は食材を刻んだり、一度完成したものをミキサーで撹拌し、型に入れて再形成または、ペースト状にして提供するなど、食数が少なくても調理工程において手間がかかる食事です」

　特に、同院では嚥下調整食の主菜や副菜を手づくりしていた。加えて、限られたマンパワーで多くの治療食のほか、個別対応食のオーダーをこなす必要があり、比較的少数の嚥下調整食に人員が割かれるのは非効率的であったという。このような課題を抱えていたことや、嚥下調整食を提供している患者の喫食状況が思わしくなかった点なども重なり、今から5年ほど前から嚥下調整食の内容を再検討し、現在では素材冷凍食品を活用した献立内容へと見直しを図ることとなった。

素材冷凍食品を活用した
嚥下調整食の見直し

　同院が使用している素材冷凍食品は、「やさしい素材」「New素材deソフト」「やさしいおかず」（いずれもマルハニチロ）の3種。やさしい素材は2年ほど前から、

※日本摂食嚥下リハビリテーション学会嚥下調整食分類2013

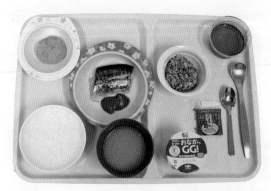
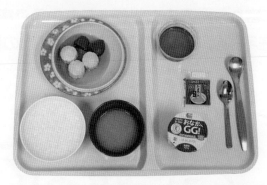

New素材deソフトのノルウェーさば（主菜）、やさしい素材のほうれんそう（付け合わせ）を取り入れた嚥下軟らか食。左下から時計回りに、全粥、かぼちゃマッシュ、サバの塩焼き、ほうれんそう、小松菜の白和え、お茶ゼリー、ご飯ソース、ヨーグルト、みそ汁

やさしいおかずのみためがシューマイ（主菜）、やさしい素材のほうれんそう（付け合わせ）を取り入れた嚥下三分菜食。左下から時計回りに全粥、シューマイ風あんかけ、ほうれんそう、お茶ゼリー、ご飯ソース、ヨーグルト、みそ汁

　New素材deソフトとやさしいおかずは今年の4月より採用し、主菜（添え物含む）や一部副菜などに使用しているという。「導入前は、すべて刻む、またはペースト状に加工しなくてはならず、作業一つひとつに手間がかかり時間を要していました。しかし、これらのシリーズはすでに物性調整されたものであり、ある程度形成されているものが多いため、かなりの時間が短縮されました」と、同院の厨房業務を受託しているエームサービス（株）管理栄養士の廣吉未来子さんは話す。
　このシリーズを採用した理由には、物性が安定しているというメリットもあったと上島さん。やさしい素材、やさしいおかずはいずれもユニバーサルデザインフード（UDF）の「舌でつぶせる」（一部、揚げ物シリーズは「歯ぐきでつぶせる」）に該当するなめらかな物性だ。一部の自然解凍品を除き、熱を通しても溶けず、物性が安定しているため、調理スタッフにより仕上がりにばらつきが出ない点が、取り入れやすいポイントだった。
　同院では見直し以前、嚥下調整食の1つとしてきざみ食（とろみ付き）を提供していた。しかし咀嚼力や嚥下機能、舌の動きが低下していると口腔内に残留し、誤嚥性肺炎のリスクを高めてしまうため、このNew素材deソフトを取り入れた献立を導入すると同時に、きざみ食を廃止。その結果、簡便でより安全性の高い食事提供が可能になったという。
　見た目は食欲を促す重要な要素であり、見た目が良くないと食べてもらうことにも難渋する。実際、きざみ食は提供時の見た目が患者から好評ではなく、食欲不振を招く要因の1つにもなっていたという。
　そんな見た目という点で、患者から特に好評を得ているのがNew素材deソフトの魚各種だ。UDFの「歯ぐきでつぶせる」に該当する軟らかさである一方、見た目は常食のものと遜色がない。同院では今年の4月から嚥下軟らか食へ採用しているが、従来の刻んだ主菜にとろみ餡をかけていた時よりも明らかに摂取量が向上したという。軟らかく加工されているが、通常のムースと異なり素材の食感が残っているため、患者の抵抗感も少ないようだ。
　「New素材deソフトは和洋中のいずれの味付けにもできますし、蒸す・焼く・煮る・揚げるもでき、料理の幅を狭めないのも使いやすいポイントですね。通常の魚と同じくらい料理の展開があるので、汎用性は高いと感じています」（廣吉さん）
　また、嚥下三分菜食や嚥下軟らか食の主食の付け合わせや副菜に取り入れているやさしい素材は、肉や魚のほかにも40種以上の野菜がラインアップされ、豊富なバリエーションをもつ。手づくりの嚥下調整食は、野菜の繊維質が残ってしまったり、季節によって水分量が異なることから、毎回統一した物性に安定させることが難しい場合があると廣吉さんは話す。「しかしやさしい素材ならそのような物性がばらつく懸念がなく、たとえばほうれんそうならカットし、主菜の添え物として。また、にんじんやじゃがいも、いんげんなどであればカットし、たれをかけ、色鮮やかな煮物としても提供できます。色味が退化しにくいため発色の良いままで提供できるのもうれしいですね」（廣吉さん）
　見た目が良いうえに物性が安定しているため、患者の食欲を減退させずに安全に食べてもらえると上島さん。また、厨房スタッフの刻む・ミキサーにかけるなどの工程がなくなったことで、別の作業に時間を充てられるなどの利点も生まれていると実感している。
　「嚥下機能、見た目、作業工程の効率化。この3つが叶えられる食事の提供として素材冷凍食品の活用は有用であると感じます」（上島さん）

日本医療企画からのご案内

自宅でお年寄りの食事のお世話をしているご家族、ホームヘルパー（介護職）の皆さま
在宅栄養に興味のある管理栄養士の皆さまにおすすめのレシピ本

かんたん、おいしい！
おうちで作る介護食クッキング入門

好評発売中!!

"噛む・飲み込む"機能の低下した人がよろこぶ、安全でおいしくて食べやすい食事を作りましょう。手間をかけずに、かんたん調理！ コンビニやスーパーで購入できるレトルト食品や調理済み食品、かんたんに作れるお惣菜などからアレンジする介護食レシピをまとめました。

主な内容

① コンビニやスーパーのお惣菜で作る **かんたん介護食レシピ**
② 手間いらず **パッククッキング** 入門＆パッククッキング介護食レシピ
③ **高齢者**に適した食事＆栄養素の**バランス**
④ **家族のお悩み**相談室
⑤ **管理栄養士**のための**専門情報集**

（高齢者の栄養指導のポイント、外来での栄養指導のポイント、摂食嚥下障害とアミノ酸の活用）ほか

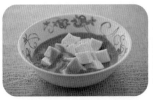
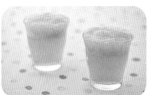
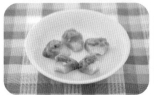
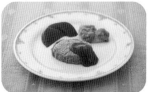
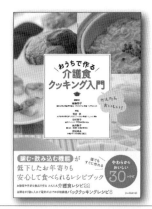

- ■ 編 著 者：齋藤郁子
（Sunshine栄養コンサルタント）
- ■ 著　　者：菊谷 武
（口腔リハビリテーション多摩クリニック院長）
中村育子
（福岡クリニック在宅部栄養課課長）
真井睦子
（栗山赤十字病院栄養指導係長）
吉田貞夫
（ちゅうざん病院副院長）
- ■ 定　　価：本体価格1,300円＋税
- ■ 体　　裁：B5判／124ページ
- ■ ＩＳＢＮ：978-4-86439-489-5

（株）日本医療企画
〒101-0033　東京都千代田区神田岩本町4-14　神田平成ビル
☎03-3256-7495　FAX03-3256-2865

[北海道支社]☎011-223-5125　[東北支社]☎022-281-8536　[関東支社]☎03-3256-2885　[北信越支社]☎076-231-7791
[中部支社]☎052-209-5451　[関西支社]☎06-7660-1761　[九州支社]☎092-418-2828

詳しくは　JMPオンラインブックストア
ご注文はインターネットが便利です／全国書店でもお求めになれます

http://www.jmp.co.jp/

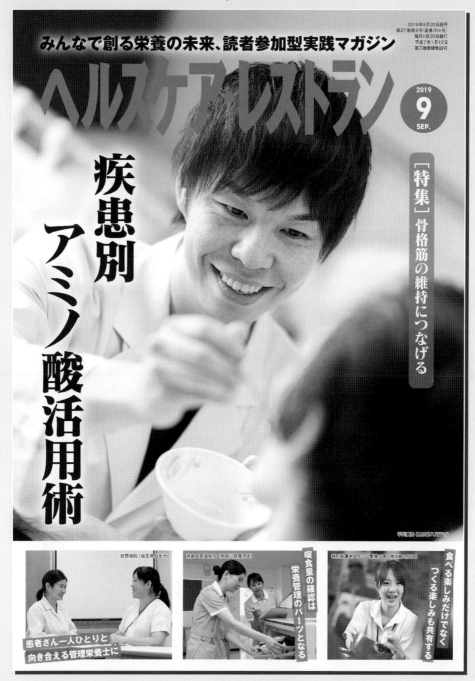

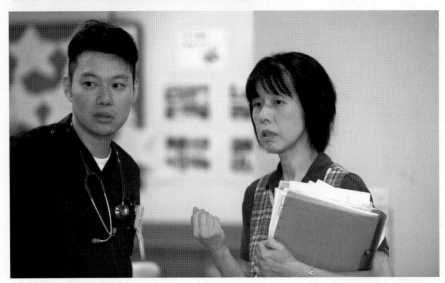

エネルギー補給に、たんぱく質補給に、水分補給に！

美味しく・楽しくエネルギー確保 マクトンゼロパウダー

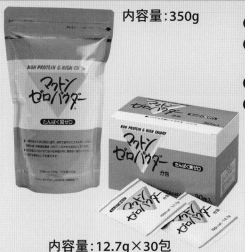

内容量:350g

内容量:12.7g×30包

- たんぱく質ゼロの粉末油脂です。
- 一般の油より消化吸収に優れ、体内で速やかにエネルギーに変わる特殊な油(中鎖脂肪酸油(MCT))のみを主成分としています。
- 毎日の献立に合わせて色々な料理の中に無理なく取り入れられます。
- お菓子の素材としても使えます。

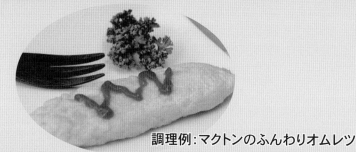

調理例:マクトンのふんわりオムレツ

たんぱく質補給粉末 たんぱくUPヘルパー

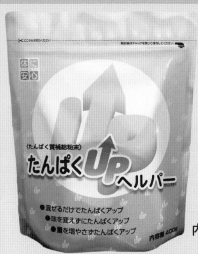

内容量:400g

- お粥、みそ汁、ミキサー食などの料理や飲み物に混ぜるだけで、手軽にたんぱく質の補給ができます。
- 料理の味や風味を変えません。
- 乳清たんぱく(水溶性)を用いています。

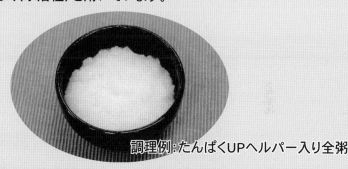

調理例:たんぱくUPヘルパー入り全粥

水分補給ゼリー飲料 のみや水 [無果汁]

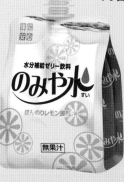

ほんのりレモン風味
内容量:150g

ほんのりリンゴ風味
内容量:150g

- 液体などを飲み込みにくい方の水分補給におすすめです。
- まとまりがよく離水が少ない、均質な水分補給ゼリー飲料です。
- 適度な移動速度で飲み込みやすい。
- レモン風味／リンゴ風味でさっぱりとした美味しさです。食事中の水分補給にもおすすめです。

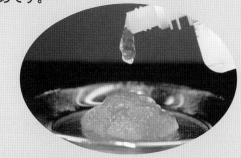

キッセイ薬品工業株式会社 ヘルスケア事業部

お問い合わせ
〒399-0711 長野県塩尻市片丘9637番地6　ホームページ https://healthcareinfo.kissei.co.jp/
お客様相談センター ☎0120-113-513(土・日・祝日を除く 9:00～17:00)

未来を拓く栄養経営士のためのスキルアップマガジン
栄養経営エキスパート［別冊］
NUTRITION MANAGEMENT EXPERT
摂食嚥下リハビリテーションと栄養ケア

2019年8月26日　第1版第1刷発行

監　修	『ヘルスケア・レストラン』栄養企画委員会
発行人	林　諄
編集人	佐々木 修
発行所	株式会社日本医療企画
	〒101-0033 東京都千代田区神田岩本町4-14　神田平成ビル TEL 03-3256-2861（代）　FAX 03-3256-2865 http://www.jmp.co.jp
印刷所	図書印刷株式会社

ISBN 978-4-86439-844-2 C3047

定価は表紙に表示しています。
本書の全部または一部の複写・複製・転訳等を禁じます。これらの許諾については小社までご照会ください。